科学出版社"十四五"普通高等教育研究生规划教材

针灸学文化导读

主 编 陈跃来

科学出版社
北京

内 容 简 介

本教材为科学出版社"十四五"普通高等教育研究生规划教材之一。针灸学植根于中华传统文化的广袤沃壤，传统文化是针灸学的"魂"，对针灸学的发生发展产生了深远的影响。《针灸学文化导读》教材系统梳理挖掘经络、腧穴、刺法、灸法等针灸学理论所蕴含的文化元素，让学生更为精准、透彻地把握针灸理论的内在逻辑与本质要义。希望通过本书助力提升中医专业研究生的文化素养，进而提升临床实践技能。针灸学既要坚守文化根脉，又需通过科学创新与跨文化交流焕发新生，因此，本书拟揭示针灸学背后蕴含的多元文化元素，条分缕析地梳理，希望从文化的角度解析针灸学内涵和特征，使中医专业学生掌握中医理论与技术，提升思维能力，传承传统文化，增强民族文化自信。

本书主要面向中医专业研究生及针灸领域从业者。希望通过本书激发中医院校及研究生对传统文化的高度关切与重视，进而从文化熏陶中领悟针灸学内涵，从针灸学实践中体验文化的意境，为针灸学术的创新发展，注入源源不断的生机与活力。

图书在版编目（CIP）数据

针灸学文化导读 / 陈跃来主编. --北京：科学出版社，2025.6. --（科学出版社"十四五"普通高等教育研究生规划教材）. -- ISBN 978-7-03-082161-4

Ⅰ . R245

中国国家版本馆 CIP 数据核字第 20256Q0Z58 号

责任编辑：刘 亚 / 责任校对：刘 芳
责任印制：赵 博 / 封面设计：陈 敬

版权所有，违者必究。未经本社许可，数字图书馆不得使用

科学出版社 出版
北京东黄城根北街 16 号
邮政编码：100717
http://www.sciencep.com

固安县铭成印刷有限公司印刷
科学出版社发行　各地新华书店经销
*
2025 年 6 月第 一 版　开本：787×1092　1/16
2025 年 10 月第二次印刷　印张：6 1/2
字数：162 000
定价：49.00 元
（如有印装质量问题，我社负责调换）

本书编委会

主　编　陈跃来

副主编　纪　军　谭春雨　倪光夏　魏清琳　刘存志　梁　宜
　　　　　乔海法　付　勇

编　委（按姓氏笔画排序）

尤晓欣	（上海中医药大学）	毛忠南	（甘肃中医药大学）
付　勇	（江西中医药大学）	乔海法	（陕西中医药大学）
刘存志	（北京中医药大学）	孙　晶	（浙江中医药大学）
纪　军	（上海中医药大学）	邢　曼	（上海中医药大学）
宋秀玲	（上海中医药大学）	张　丽	（河南中医药大学）
陈炳力	（上海中医药大学）	陈跃来	（上海中医药大学）
陈　超	（上海中医药大学）	岳增辉	（湖南中医药大学）
赵　荣	（云南中医药大学）	倪光夏	（南京中医药大学）
郭永明	（天津中医药大学）	郭　静	（成都中医药大学）
梁　宜	（浙江中医药大学）	程　洁	（南京中医药大学）
谢旭彬	（陕西中医药大学）	谭春雨	（上海中医药大学）
魏清琳	（甘肃中医药大学）		

前　言

中医针灸历史悠久、代代相传，是中华民族的智慧结晶和宝贵遗产。在教育及人才培养方面，针灸学形成了自身独特体系，并随着社会发展和历史变迁展现了生机与活力。在隋唐时期，针灸已经成为专门的学科，被正式列入国家的医学教育课程，在太医署专设有针博士、针助教、针师、针工和针生等职衔。北宋时期，医官王惟一考订腧穴主治，统一腧穴定位，撰著《铜人腧穴针灸图经》一书，并铸造了造型逼真、构造精巧的教学工具——铜人模型，对针灸学术发展起到了极大的推动作用。明清以降，针灸理论继往开来，技术和器具不断改进，流派纷争，名家辈出，针灸学取得了更大的发展。1956年，国家为发展中医药事业，在北京、上海、广州、成都分别成立了中医学院，标志着中国针灸学正式纳入国家现代教育体系。此后，中国各地陆续开设了许多中医学院和针灸学院，培养了大量的高素质针灸人才。针灸学院校教育体系从专科到学士、硕博士等培养渐臻完善，现代师承教育模式也成为针灸学教育的重要补充。2022年国务院学位委员会和教育部发布《研究生教育学科专业目录（2022）年》和《研究生教育学科专业目录管理办法》，将针灸学科提升为一级学科，这是针灸学专业体系发展史上的里程碑，这一重大举措显著提升了针灸的学科地位，将进一步扩大针灸的海内外影响，推动针灸高质量发展。

针灸是全人类文明的瑰宝，2006年5月，"中医针灸"入选第一批国家级非物质文化遗产代表性项目名录；2010年11月，"中医针灸"入选人类非物质文化遗产代表作名录。这表明针灸的影响力和文化价值得到了国际社会的高度认可。

针灸作为一项非物质文化遗产，以其深厚的文化内涵，彰显着中华民族强大的生命力与创造力。作为独特的医学体系，它的核心内容包括了经络、腧穴、子午流注等理论以及针刺、艾灸、刮痧、拔罐等特色技术；其理论体系蕴含着深厚的传统文化元素及古代哲学思想，体现了中华民族对生命、健康和自然的独特认知。党的二十大报告强调"推进文化自信自强，铸就社会主义文化新辉煌"，为传承和弘扬中华优秀传统文化指明了方向。在这一精神指引下，开展针灸学文化教育是现代医学教育的重要任务。然而，当下的高等院校学生身处现代科技汹涌澎湃的时代浪潮中，逐渐忽略了对传统文化的认知与体悟，现代医学院校的研究生教育体系里，传统文化课程设置不足，致使研究生教育的传统文化根基薄弱。基于这样的背景，本教材系统梳理针灸学理论蕴含的传统文化元素，希望从文化的角度解析针灸学内涵和特征，助力提升中医专业研究生的文化素养。加强针灸文化的学习，有助于学生更为精准、透彻地把握针灸理论的内在逻辑与本质要义，对其临床实践技能的提升亦有着不可小觑的助力。

全书共分为七章。从针灸的起源与文化、经络学说与文化、腧穴与文化、刺法与文化、灸法与文化等多个维度，探寻针灸学各理论板块与传统文化的紧密联系，使读者清晰领略到针灸学理论体系背后深厚的文化脉络。同时聚焦现代科技文化影响下的针灸理论体系之变革，体现针灸学在社会发展中与时俱进，传承创新。本书主要面向中医专业研究生以及针灸领域的广大从业者、传统文化爱好者。期冀能如星火燎原，激发学生、院校、社会对传统文化的高度关切与重视，从文化熏陶中领悟针灸学内涵，从针灸学实践中体验文化的意境，为针灸学术的创新发展注入生机与活力。

作为一本创新性的研究生教材，编写团队在编写过程中倾尽全力，投入大量心力与时间，付出了诸多艰辛努力，然总有不足、疏漏之处，在此真诚地期待广大读者、同道能够不吝赐教，提出宝贵的批评与建议，以便我们在后续的工作中不断改进。

编委会

2025 年 4 月

目 录

前言
第一章 绪论 ... 1
第二章 针灸起源与文化 ... 7
 第一节 针的起源与文化 ... 7
 第二节 灸的起源与文化 ... 13
第三章 经络学说与文化 ... 19
 第一节 经络学说的源流探究 ... 19
 第二节 说文解字探寻经络内涵 ... 22
 第三节 经络学说的哲学渊源 ... 25
 第四节 取象天文地理，构建经络学说 ... 31
 第五节 干支历法与经络流注 ... 36
第四章 腧穴与文化 ... 40
 第一节 腧穴命名与文化 ... 40
 第二节 不同文化背景下的腧穴度量定位 ... 54
第五章 刺法与文化 ... 59
 第一节 中国传统哲学视域下的刺法 ... 59
 第二节 刺法中的兵家方略 ... 67
 第三节 刺法中的中医思维及文化元素 ... 69
第六章 灸法与文化 ... 77
 第一节 灸法与道家"内阳外阴"思想 ... 77
 第二节 灸法中的"天人相应思想" ... 78
 第三节 灸疗中的治神与守神 ... 80
第七章 现代科技文化影响下的针灸理论体系变革 ... 82
 第一节 现代医学对针灸学的影响 ... 82
 第二节 国际化传播对针灸理论体系的影响 ... 89

第一章 绪 论

针灸学作为一门具有独特理论体系的医学学科，同其他医学学科一样，其根基始终在医疗实践经验和文化知识的土壤中。古代医家启悟于天文、地理、音律等多种文化建构经络腧穴理论，从十一脉到十二脉，从最初的以痛为腧到现在的腧穴标准化体系，毫无疑问，针灸学的发生形成及其演变过程深受其他学科文化知识和文明成果影响。因此，了解针灸学数千年发展过程背后的文化知识及其对针灸学的影响，对深刻理解其理论内涵具有至关重要的意义。

"文化"一词出自《周易·贲卦·象传》："刚柔交错，天文也；文明以止，人文也。观乎天文，以察时变；观乎人文，以化成天下。"其大意是说，刚柔交错制化是天道造化四时万象体现出来的规律法则，人从天道刚柔交错造化规律法则中汲取进退、取舍等为人处世的原则，形成人文道德规矩。这种以天文立人文，文以载道，文以化人，进而"化成天下"的文明理路，正是具有中华民族特色的人文社会之道，也是"文化"一词的原初内涵所在。

深究"文化"原初内涵，是立足于人对天地万物性状的知识基础，目的在于利用天地万物知识修化人性，使其臻至道德境界。约而言之，以知识文明规矩陶冶人性，是"文化"一词原初内涵要义。将本源于天人关系范畴的"文化"内涵外延至针灸学对象范畴，就是凡影响针灸学理论实践的事物知识、思维方法、文明创造等，皆可纳入针灸学文化范畴，即针灸学文化视域不在针灸学理论实践本身，而是其背后的文化元素及其对针灸学理论实践的作用影响。换言之，针灸学文化研究重在"营养"针灸学的"土壤"，而非针灸学这棵"树"，"针灸学文化导读"即是基于这一思想展开的。

中华文明发祥于北半球北回归线以北的黄河长江流域。黄河长江流域为典型北温带内陆气候，四季分明，雨水丰富适度，土地肥沃宜植，年平均气温二十度左右，特别适合农作物耕种生产。所以祖祖辈辈生活在这一地域的先民素来以农业为安身立命之本，创造了悠久辉煌的农耕文明。

农作物生、长、化、收、藏的过程，离不开山川地理、寒暑冷热、风霜雪雨等天地自然环境因素的影响，所以农耕文明视野天然涵盖天文、地理、自然万物三位一体的时空对象，其首要任务是总结农作物生、长、化、收、藏时序演变规律及与其相关的时空环境影响因素、影响作用、影响方式等，在此基础上进一步思辨以生命物候为主体的天地自然万物发生及彼此作用关系的所以然之故。

《素问·气交变大论》言："上知天文，下知地理，中知人事，可以长久。"以农为本的中华先民正是在天地自然三位一体的时空视域中养成整体观、动态观、象思维、天人合一等认知思维方法，意会出以道气、阴阳、五行、六气等为核心的阐释天地自然万物本末体用及其相互关系原理的宇宙演化学说，针灸学即根植在这些文化思想之中。

一、科学技术文化对针灸学的影响

针灸理论与技术的发展，总是与当时的时代背景密切相关。社会生产力对针灸学发展有着重要的催化作用。例如，新石器时代，人们的生产力提高，能够制造出种类较多且比较精细的石器。这一时期出现了适合医用的砭石，为针灸的起源提供了最初的工具基础。随着青铜冶炼技术的发展，青铜针开始出现，其材质相比砭石更锋利，能更有效地刺入人体穴位，操作更加灵活方便，这极大提高了针灸治疗的精准性和可操作性，是针灸技术发展的一次重要飞跃。后来出现的铁针、金针、银针等金属针具，也在不同时期推动了针灸学的发展。到了现代，一次性无菌针灸针的广泛使用，极大降低了交叉感染的风险，也为针灸技术的国际传播奠定了基础。激光针灸、电针、超声针灸等新型治疗设备的出现，丰富了针灸的治疗手段，提高了临床疗效。

火的发明是人类文明的一大进步，火的温热作用被引入针灸学后，丰富了针灸治疗的理论内涵。火的温热之力可以调节人体脏腑气血阴阳，于是艾灸疗法应运而生，艾灸可以温通经络，驱散寒邪，恢复气血的正常运行。随着材料科学和制造技术的进步，新型灸具如激光灸、电灸等设备不断涌现，丰富了灸法的治疗手段。科学技术促进了灸法与其他医学疗法的结合，如灸法与康复训练、物理治疗相结合，用于治疗神经系统疾病、运动系统疾病，提高了综合治疗的效果。

二、整体观对针灸学的影响

《素问·宝命全形论》言："人以天地之气生，四时之法成。"从生命发生角度看，人是天地之气合和造化的结果。《素问·六节藏象论》言："天食人以五气，地食人以五味。"从生命养护角度看，人依赖天地之精气及饮食五味而生存。因为"天地之间，六合之内，其气九州、九窍、五脏、十二节，皆通乎天气"（《素问·生气通天论》），日月星辰运转、四时寒暑冷暖，以及自然界生命万物等都深刻影响人的生命活动，人与天地自然始终是一个无法分割的有机关联整体，所以"自古通天者，生之本"（《素问·生气通天论》）。

天地人三位一体整体观，对刺法理论有深刻的影响。如《灵枢·四时气》中记载："春取经血脉分肉之间，甚者深刺之，间者浅刺之。夏取盛经孙络，取分间绝皮肤。秋取经腧，邪在腑，取之合。冬取井荥，必深以留之。"《灵枢·终始》中记载："春气在毛，夏气在皮肤，秋气在分肉，冬气在筋骨。刺此病者各以其时为齐。"是把人体置于天、地、自然的视角来探讨生命与健康的。《素问·四气调神大论》言："春三月，此谓发陈，天地俱生，万物以荣，夜卧早起，广步于庭，被发缓形，以使志生，生而勿杀，予而勿夺，赏而勿罚，此春气之应，养生之道也。逆之则伤肝，夏为寒变，奉长者少。"人与天地自然一体观念，也是中国传统健康养生学的实践法则。

《淮南子·原道训》言："形神气志，各居其宜，以随天地之所为。夫形者，生之舍也；气者，生之充也；神者，生之制也。一失位，则三者伤矣。"我国传统农耕文明造就的天地自然万物有机整体统一观意识，也潜移默化地塑造了中国传统人体生命观，认为人是精气、形、神三者合一体。脏腑百骸相互关联成有机整体，经脉沟通脏腑百骸表里内外，气血津液通过经脉营养哺育一身，生命之神体现着脏腑百骸、气血津液、经脉等共荣共生的功能状态。

人体生命整体观对针灸学的发展起到了重要的推动作用，体现在针灸学中，包括经络气血贯通全身，标本根结、上下呼应、观神诊病、守神用针、左病治右、右病治左、上病治下、下病治上等。《灵枢·经别》中提及："夫十二经脉者，人之所以生，病之所以成，人之所以治，病之所以起"，经络内连于脏腑，外络于肢节，沟通上下内外，是人体生命整体观的物质基础。经络标本根结理论则体现了经络上下对应，气血的源流与汇聚的整体观。《素问·五常政大论》中记载："气反者，病在上，取之下；病在下，取之上。"《灵枢·终始》中记载："病在下者，高取之。"明确提出了根据疾病的气机逆乱情况，病位在上的可以从下治疗，病位在下的可以从上治疗，体现了人体是一个整体的概念。此外，耳穴理论、手穴理论、足穴理论等，都是从全息角度也体现人体生命整体观。

三、动态观对针灸学的影响

"天何言哉？四时行焉，百物生焉"（《论语·阳货》），"升已而降，降者谓天；降已而升，升者谓地。天气下降，气流于地；地气上升，气腾于天。故高下相召，升降相因，而变作矣"（《素问·六微旨大论》），天地之气运动交合过程中造化万物。"是故阖户谓之坤，辟户谓之乾，一阖一辟谓之变，往来不穷谓之通，见乃谓之象，形乃谓之器，制而用之谓之法"（《周易·系辞》），中华先民正是基于天地开阖制化之性及其自然万象新陈代谢循环演进这一易中不易的动态演化规律体悟人的生命之道。

《素问·宝命全形论》言："夫人生于地，悬命于天，天地合气，命之曰人。"人作为自然界生命万物之一，也是天地之气升降沉浮、聚散离合运动过程的产物。《素问·六微旨大论》言："升降出入，无器不有。"生命万物性命的后天维系同样依赖气升降出入交流制化的过程来实现。《素问·六微旨大论》言："出入废则神机化灭，升降息则气立孤危。"气不能正常升降出入交流，则人的生命也随之进入疾病甚或死亡状态。

生命动态观同样深刻体现在针灸学理论临床实践中。如针灸学理论中，经络像一个复杂的网络，气血在其中不断地循环流动，十二正经、奇经八脉等经络系统按照一定的时间节律和气血多少有序地运行。如《灵枢·营卫生会》中提到："营在脉中，卫在脉外，营周不休，五十而复大会"，就体现了气血在经络中循环往复的动态过程。经络气血动态平衡观念是针灸学理论的核心，指导着针灸治疗的原则和方法。阴阳五行动态制约平衡理论对针灸学影响同样深远。针灸通过调节经络穴位，调整脏腑之间关系，维持其动态平衡协调，就深刻体现了阴阳之间相互对立、相互依存、相互转化，以及五行之间相生相克等动态制约变化思想。

四、象思维对针灸学的影响

"象,长鼻牙,南越大兽,三年一乳"(《说文解字》),象,象形字,本意指一种体形庞大的哺乳动物,甲骨文及金文字如其形。象是古人所见动物之中体型最大的,所以习惯谓之"大象",后世由"大象"这一观念衍生出多种关乎事物普遍属性的观念。

一是非特指的事物形而下的实在形体功能性态,可以谓之物象文化,如"一阖一辟谓之变,往来不穷谓之通,见乃谓之象"(《周易·系辞》),此"象"即指万物体现出来的客观实在象。二指人为分类归纳出的事物普遍属性象,可以谓之类象文化,类象文化多以事物对待属性为纲领,如"吉凶者,失得之象也;悔吝者,忧虞之象也;变化者,进退之象也;刚柔者,昼夜之象也"(《周易·系辞》)。三指以逻辑思辨方式建构的事物发生形成机制,可以谓之意象文化,"圣人立象以尽意,设卦以尽情伪","易有太极,是生两仪,两仪生四象,四象生八卦"(《周易·系辞》),太极、两仪、四象、八卦等图式分别意会事物形而上造化机制的不同层次,所以属于意象文化范畴。

取象比类思维是中国传统文化的重要构建方法,对针灸学理论体系构建也产生了重大影响。如《灵枢·邪客》中记载"地有十二经水,人有十二经脉",即取象十二经水建构十二经脉。在腧穴的命名中取象比类思维更是广泛应用,腧穴有的以自然地理的山水形象命名,有的以天文星象命名,有的以动植物形象命名,有的以房屋建筑形象命名,有的以道路通路命名,有的以生活所需之物命名,有的以人体动作取象命名等。在针刺手法的命名中也有大量的取象比类的思想,如苍龟探穴、白虎摇头、青龙摆尾等,就是取象几种动物的形象动作来命名针刺方法。

五、天人相应对针灸学的影响

"生之所以然者谓之性"(《荀子·正名》),性是物体与生俱来就禀赋的形体功能性状。"性自命出"(郭店楚简《性自命出》),"命,使也"(《说文解字》),"命"本义指役使、支配物体,后指主宰物体性状生成、演变本然轨迹的功能。"命自天降"(郭店楚简《性自命出》),天地万物个体性命虽千差万别,然究其发生形成根源,皆是天命造化意志的产物,所以从先天来处看,"天地与我并生,而万物与我为一"(《庄子·齐物论》),天地万物同根同祖。天地万物同命于天作,所以从后天存在看,"万物并育而不相害,道并行而不相悖"(《中庸》),天地万物能一起生存不相互危害,各自性命之道可并行而不相冲突,因此天地万物兼容并存。人与天地万物一样,也由天命化裁而成,所以从根本上看,人与天地万物之间有着物质本原、发生机能等的天然相通性及亲和性。

"事各顺于名,名各顺于天。天人之际,合而为一"(董仲舒《春秋繁露·深察名号》),人与天地万物相交,首先要顺和各自性状;天地万物性状究其根本皆由天命之机造化,所以人思想行为的最高境界在合同天命之道。由此,根据天、地、人、物关系逻辑,我国先民很早就确立了天人相应、天人合一的思想,形成究天言人理路,习惯以天释人、治人、养人。

天人相应思想在针灸学经络、腧穴、针刺方法等方面都有所体现。如《灵枢·经别》记载："黄帝问于岐伯曰：余闻人之合于天道也，内有五脏，以应五音、五色、五时、五味、五位也；外有六腑，以应六律。六律建阴阳诸经而合之十二月、十二辰、十二节、十二经水、十二时、十二经脉者，此五脏六腑之所以应天道"；《铜人腧穴针灸图经》指出："善言天者，必有验于人，天之数十有二，人经络以应之；周天之度三百六十有五，人气穴以应之。"以人体应天地自然，腰以上为天，故在头有"通天"，在颈有"天鼎"，在胸有"天池"，在肩有"天髎"等；腰以下为地，以"地"命名的穴位有"地机""地五会"等。地仓穴虽位于腰以上，但是按照面部上中下三庭与天人地的对应关系，地仓穴位于口角旁，属于地部。天庭为离卦，卦居天位，地阁为坎卦，卦居地位，天气通于鼻，地气通于口，故地仓穴属于面部的地部。

"天人相应"思想在指导针刺方法中也多有应用。如金代何若愚在《流注指微论》和《流注指微针赋》中创立了子午流注针法，提倡按时辰变化规律取穴，是"天人相应"思想在针灸治疗中的具体体现。此外，"灵龟八法"与"飞腾八法"都是古人在天人相应基础上研究出的一种按照时间计算取穴的特殊针刺方法，同时亦是"人与天地相参也，与日月相应也"理论的体现。

《素问·缪刺论》记载："凡痹往来行无常处者，在分肉间痛而刺之，以月死生为数，用针者，随气盛衰，以为痏数，针过其日数则脱气，不及日数则气不泻，左刺右，右刺左，病已止，不已，复刺之如法"，意思是针刺时要以月相的盈亏和人体气血盛衰为依据来确定针刺的次数。以天人相应思想指导针灸临床的案例不胜枚举。

六、气本论对针灸学的影响

"气者，生之元也"（《文子·守弱》），"万物之生，皆禀元气"（《论衡·言毒》），天地万物直观上千奇百态，性能各有独到，但穿越时空，深究根本，又都是元气聚散离合的产物。"气者，人之根本也"（《难经·八难》），"人之生，气之聚也，聚则为生，散则为死"（《庄子·知北游》），人作为万物一员，从宇宙本体论境界看，也是元气聚散离合的结果。

"人以天地之气生，四时之法成"（《素问·宝命全形论》），元气是人的物质本原，但元气不能直接化合形成人体生命，从发生源流看，人是天地合和之气造化的产物。"精者，气之灵"（《文子·卷三》），"精气为物"（《周易·系辞》），直接化生营养生命万物的精微物质谓之精气。"人之所以生者，精气也"（《论衡·论死》），人体生命的化生与营养同样依赖精气物质。气在针灸学中的应用最为广泛，《灵枢·九针十二原》中提到，"刺之要，气至而有效，效之信，若风之吹云，明乎若见苍天，刺之道毕矣"。"得气"是针灸疗效的基础，而气至病所是取得疗效的关键，可见，气的理论是针灸学乃至中医学中非常重要的概念。

七、阴阳学说对针灸学的影响

阴阳学说是中华先民认识和解释世界的哲学理论。阴阳有阴阳之道、阴阳之气、阴阳属性、阴阳之象等不同意境。不同意境下的阴阳观均立基阴阳二元对立统一观精神，阐释宇宙造化天地万物的内在机能及外在表现特征。人也是宇宙造化过程中的产物，所以在阴阳学说成为权威世界观之后，医学界将其引入到人体生命学理论和实践领域，形成独具医学文化气息的生命阴阳学。

人体生命本源于天地四时阴阳之气，化生于阴阳对立统一之道，生养人体生命的先天之精以阴平阳秘为基，育养人体生命的后天精气由天地四时阴阳之气所化，天地四时阴阳之气也直接影响人体阴阳之气的盛衰及其冲和制化功能。所以"人生有形，不离阴阳"（《素问·宝命全形论》），人体不同层次、不同时空的生命活动，都体现着阴阳精气在互根、互制、互化基础上的合和统一之态，这种以天地人三位一体阴阳互动观为核心的天人合一思想，正是包括针灸学在内的中医学理论体系建构形成的哲学思想基石。

针灸学理论中最直接运用阴阳理论的就是经络的命名，十二正经分为阴经和阳经，它们有不同的分布循行规律，分布对应脏和腑，这是整个针灸学的基石。此外，《灵枢·根结》载有"太阳为开，阳明为合，少阳为枢"，"太阴为开，厥阴为合，少阴为枢"，又细分了经脉阴阳性能特点。在腧穴命名中，含"阴"字的腧穴共有15个，含"阳"字的腧穴共有20个，且以"阴"和"阳"命名的穴位均具有一定的分布特点和分布规律。

八、五行学说对针灸学的影响

以金、木、水、火、土为名的五行学说，是继承阴阳学说思想，阐释万物造化原理的另一重要哲学理论。"天以阴阳五行化生万物，气以成形，而理亦赋焉，犹命令也。于是人物之生，因各得其所赋之理，以为健顺五常之德，所谓性也"（朱熹《中庸章句》），先民正是基于天地阴阳五行理气性命观，以"人与天地相参也，与日月相应也"（《灵枢·岁露论》）之究天言人思想路径，秉持"法象莫大乎天地，变通莫大乎四时"（《周易·系辞》）之天人合一精神，构建了身心性命学。

"天布五行，以运万类，人禀五常，以有五脏"（《伤寒杂病论·序》），"五脏者，所以参天地，副阴阳，而运四时，化五节者也"（《灵枢·本脏》），作为自然界生命万物之一，人是天地四时阴阳五行理气造化产物，所以人体生命天然禀赋四时阴阳五行之性。以五脏为核心的脏腑经络学说即是以五行学说为思想灵魂的。

针灸学中，以五行理论建立的子母补泻方法在临床中应用广泛，这一理论中十二经脉的五腧穴对应五行，按照"虚则补其母，实则泻其子"的规律指导临床治疗选穴。五行对应五脏、五色、五音、五志、五声、五味、五德、五体。五行理论应用于穴位的命名中，反映穴位的归经或属性，同样指导针灸临床。如以五志命名的神堂、魂门、意舍、魄户、志室，与五色、五音密切相关的隐白、少商等。

第二章 针灸起源与文化

"针"与"灸"原本是两种不同的中医外治方法，后世"针""灸"多结合应用，所以形成"针灸"并举之说。无论针疗法，或是灸疗法，还是针灸结合疗法，皆是祖先在长期的生产生活实践中创造而成。文献提示针、灸疗法在夏、商、周三代时期已经是广泛应用的医疗手段，如殷墟甲骨文就有"今日殷，瘳"(《殷墟文字乙编》)、"戊午卜，至，妻御父戊，良有艾"(《甲骨文合集》)等卜辞，前者提及针刺疗法，后者提及艾灸疗法[1]。文物考古显示，针疗法早在6300多年前的大汶口文化遗址就已经大量存在。灸疗法属于用火实践经验的附属产物，所以萌芽形成时期理应也非常早。

针灸作为一门理论与实践特色鲜明的医疗技术手段，从其产生形成到后世不断完善提高的过程中，既有医疗实践经验本身不断积累沉淀的贡献，也有相应时代天人哲学、科学技术、地理人文等不同文化的深远影响。而不同时代形成的针灸理论与实践知识也映现出那个时代的文化特色、思想理路及知识境界。可以说，针灸既传承着中国传统文化精神，也体现着中国传统文化特色。

第一节 针的起源与文化

一、针的起源与地域文化

知识在实践过程中发生形成，远古时期，人体某些部位出现疼痛、瘙痒、酸麻、肿胀等不适症状时，人们常会本能地借助外物按压刺激，在这个过程中有些办法确实可以缓解甚至逆转相应的不适症状，由此激发先民对类似性质医疗工具及医疗方法的主动创造与总结，针刺疗法即是在这一过程中形成的。

作为外治医疗技术手段，针刺疗法需要借助一定器物工具来完成，这种器物工具理论上应该足够坚硬锋利，不易断碎，且方便操作。按此，在科学技术文化几近空白的原始社会，一些坚硬石料类物质恰好满足这些基本要求。事实也确实如此，正如《礼记·内则》

---

[1] 单健民. 甲骨文记载殷商时期的治病法[N]. 中国中医药报，2021-05-26.

中记载："古者以石为箴，所以刺病。"历史上公认的最早的医疗针具，是石质性的砭石。

"砭"字从"石"从"乏"。"石"表示石制器具，"乏"者"减损"之意，"石"与"乏"联合起来表示以石制的锋利尖锐工具刺割治疗疾病，使之减损、减轻，即"砭，以石刺病也"（《说文解字》），砭石是远古时期以刺割方式治疗体表疾病的石材性医疗工具。

马王堆帛书《脉法》有"以砭启脉"之说，意思是用砭石刺割疾病部位的主要目的在于促进血脉流通。《难经·二十八难》言："其受邪气，畜则肿热，砭射之也"，《素问·异法方宜论》言："其病皆为痈疡，其治宜砭石"，《新唐书·则天武皇后传》言："风上逆，砭头血可愈"，高诱《淮南子》注："石针所抵，殚人痈痤，出其恶血"，总体来看，砭石适宜体表肌肤痈疡脓肿类疾病及酸麻胀痛类疾病治疗，目的是出恶血、放脓液、通血脉等。

早期砭石既可刺，也可割，刺割并用不分。伴随人类文明进步发展，医疗技术手段也在不断丰富与细化，刺与割因为各有治疗特点，所以两种方法各自逐渐独立应用。其中适合用于刺者即属于针的范畴，适合用于割者则属于刀的范畴。

其中针刺范畴的针石、镵石等砭石，是后来针具的雏形。《素问·汤液醪醴论》言："镵石针艾治其外也"，《素问·血气形志》言："病生于肉，治之以针石"，针石是类似针状的细石棒，镵石是一端形如箭头的锥形石块，共同特点是尖端锋利坚硬。

早期砭石多是从自然界直接选取的自然状石块。至新石器时代，人为打磨加工成为砭石的主要制取方式。《史记·扁鹊仓公列传》说：扁鹊"乃使弟子子阳砺针砥石"，这里的"砺针""砥石"是指新石器时代后，以人为打磨的方式制取的砭石。

文物考古显示，新石器时代早期砭石多是锛形、刃形，适用于较大面积切开皮肉、排放恶血、脓液等。至晚期出现针形、锥形、镞形等，更适合小位点刺破皮肉、排脓放血，或刺激酸麻肿胀疼痛部位。至夏商周时期，出现更为精致的铍针雏形。春秋战国两汉时期，针具性砭石形制更加多样。

任何一种文明成果的诞生及应用，深层次都有必然的自然社会现实根基。针刺疗法作为一种个性特色鲜明的医疗技术手段，其形成必然也有其特殊的自然社会环境因素。砭石疗法最早自何地而起，因何而起？《山海经·东山经》载：中国东部"高氏之山，其上多玉，其下多箴石""凫丽之山，其上多金玉，其下多箴石"。何谓"箴石"？郭璞《山海经》注说："可为砭针也"，即"箴石"是制取砭石的主要石材原料。皇甫谧在《帝王世纪》中说："伏羲……乃尝百药制九针，以极夭枉焉"，神话传说中伏羲是太昊部落酋长，太昊是东夷一支，东夷是古代东部沿海民族。按这些传说文献，砭石及砭针主产于东部沿海一带。

《素问·异法方宜论》说："故东方之域，天地之所始生也，鱼盐之地，海滨傍水，其民食鱼而嗜咸，皆安其处，美其食。鱼者使人热中，盐者胜血，故其民皆黑色疏理，其病皆为痈疡，其治宜砭石，故砭石者，亦从东方来"。"东方"即指北起山东莱州湾，南到江浙的"海洋文化带"。东部沿海一带，人们因为多食鱼盐，容易形成血热内郁之机，导致痈肿脓疡疾病多发，为砭石发明应用提供现实疾病环境。

考古显示，大汶口文化时期，东部沿海东夷民族已经广泛使用包括砭石在内的诸多针具。如鲁西大汶口遗址出土砭石30枚，其中石质28枚，玉质1枚，骨质1枚。鲁南邹县野店遗址出土砭石11枚。鲁南胶县（今山东省胶州市）三里河遗址出土玉质砭石9枚，骨锥6枚。莒县陵阳河、大朱家村、仕阳等遗址出土砭石10枚，其中玉质5枚，石质5枚。

从各地都有砭石出土来看，在大汶口文化时期，东夷人已经普遍学会使用砭石[2]。从常识逻辑看，不同地域之人同时发明某一事物的可能性较小，一般情况下，总有一个最先发现应用的族群，然后再向其他地域族群不断扩散传播，最终形成星星之火可以燎原之势。但在远古时代，受限于文化及人员流通条件，这个过程理应非常缓慢。大汶口文化时期东夷地区很多遗址都发现砭石，说明砭石疗法在这一地区已经有相当长时期的应用历史。

形制上，东夷大汶口文化时期出土的砭石形状多样，有方柱形、长扁方柱形、圆柱形等。但无论哪一类型，都是经过加工打磨的，且做工精细，说明这一时期东夷砭石制作技术已经比较成熟。1980年莒县陵阳镇曾出土一件距今约1万年的石器，学界认为应是砭石前身，进一步提示东夷砭石有非常悠久的历史。

综合文献、文物，以及文化逻辑学，以砭石为代表的原始针疗文化当是起源于东部沿海一带，特别是山东沿海一带。中国著名医史学家、中医文献学家马继兴说："从古代文献上看，砭石最早的产地是在我国东部的沿海地区。这一方面是由于这些地区居民多患痈疡之疾，另一方面还可能由于天然石块通过海水的不断冲刷，多已形成较光滑细致的外形和强硬的特点，可以无需更多加工即可应用，是制造砭石较好的材料"[3]，大体上这种观点有其合理性。

二、针具的历史流变与文化渊源

1. 针具的历史流变

从医学范畴来讲，作为刺疗工具的针，有其特定要求，一是要足够硬度，二是要足够坚度，三是要足够细度，四是要足够尖锐。在漫长的中医学史中，针具的演变历程究其本质，正是围绕以上方面内容展开的。生活中，制取符合这些条件的针具，一方面需要人们去主动发现寻找，如砭石以及后来出现的骨针、竹针等，都是这一文化实践理论成果；另一方面还得依赖制取工艺技术方法上的不断创新提高，从针具发展史看，这种科学技术性质对文明文化影响尤为重要，纵观数千年针具演变史，其主体正是在这一背景下展开并不断推进的。

旧石器时代，人的能动创造意识及其在自然界中的人文主体意识尚处在萌芽过程中，人们的生活方式侧重对自然力量的顺从、依靠、利用。作为医疗针具的前身，砭石同样以择取相对合适的自然成品石为主。新石器时代，人的人文主体意识及能动创造意识日渐觉醒，人们开始不断尝试依据人的主观意识能动地改造甚或创造事物，在这一时期，人们在生产生活中开始广泛使用一些石器，如石凿、石镰之类，在这种历史文化背景下，为了在更高水平上维护人的性命健康，砭石制取也开始进入人为主观能动打磨制造阶段。不言而喻，基于人的智慧主体意识改造出来的石针，更符合人的主观期待与预想，性能品质也自然得以显著提高。据文献记载，在这一时期，有用于熨法的砭石，有用于按摩的砭石，有

---

[2] 何绪军. 莒地砭石与中医针灸的起源探究[J]. 文物鉴定与鉴赏, 2016, (2): 88-89.
[3] 刘炜宏, 梁繁荣, 王富春. 等. 论针灸推拿学科的发展与地位[J]. 中医药管理杂志, 2009, 17 (10): 875-877, 940.

用于切割痈脓、刺泻瘀血的砭石，因为用途不同，砭石形状各异[4]。新中国成立以来，考古发现的砭石实物，有锛形、刀形、剑形、针形等很多形状，多数出于新石器时代到春秋战国时代（公元前770年～221年），这些砭针成为金属针的前身[5]。

五帝后期，青铜冶炼铸造术得以发明，中华文明开始进入金属器具时代。在这一里程碑式技术革命影响下，医疗针具也开始史无前例地向金属材质阶段演进，但这一过程显然也是艰难曲折，千辛万苦的。因为作为新生技术的创造，冶金术及相应器物制作，必然经历着不断探索、不断完善、不断成熟、不断提高的漫长过程，甚至可以说这一历程至今仍然还在延续进展中，其中作为治病救人的医疗针具，因为性命相交，更有严格精细的品质要求，制作过程更需要不断尝试、不断实践。

金属医疗针具理论上应该在五帝后期开始进入创制阶段，一直到西周之际，在此两三千年期间，金属医疗针具制作一直处在初期阶段的探索完善进程中。这一时期金属医疗针具品质并不稳定，易断、易锈、细度不够等问题都阻碍了其实践应用和推广；另外这一时期金属矿物原料不足，冶炼技术比较低端，锻造技术落后，制作高精度要求的医疗针具难度更大，所以金属医疗针具属于实用且珍贵的稀有之物，一般医者也很难拥有。基于这样的历史文化背景，人们一方面不断摸索金属针具的制作与使用，另一方面沿用传统砭石针具等，形成砭针与金针共存并用现象。《素问·病能论》记载："有病颈痈者，或石治之，或针灸治之……夫痈气之息者，宜以针开除去之，夫气盛血聚者，宜石而泻之"，就反映了先秦时期砭针与金针并用的真实情况。

春秋战国至秦汉之际，伴随冶金锻铸技术日渐成熟完善，以及金属产业不断量化扩展，铁制、铜制医疗针具品质也逐渐能够满足临床医疗要求，适应各种需求的针具广泛应用于临床，金属针具开始逐渐替代砭石针具。1978年，在内蒙古达拉特旗树林召公社曾经发现过战国时代到西汉的青铜砭针，这是我国首次发现青铜砭针实物，造型与新石器时代的石针相似，但是已经比砭石针精巧很多[6]。

秦汉之后，除了铁针、铜针之外，还出现钢针、金针、银针等，至近代又出现不锈钢针，当今又出现磁针等。

针具最初以石为质，一直广泛应用到夏商周三代时期。金属针具则是三代最为重要的中医针具。在数千年漫长的中华文明及中医学史上，除作为应用主体的砭石、金属针具外，先民还尝试过其他很多材质的针具，如玉针、骨针、竹针、陶针等。特别是骨针，在三代及其以前医疗针具史上有不可忽视的地位。文物考古显示，仰韶文化时期黄河流域还曾出现陶瓷针，山东城子崖龙山文化遗址中也出土过陶瓷针，李时珍《本草纲目》说"以瓷针治病，亦砭之遗意也"，可见陶瓷针对后世也有一定影响。

从远古时代的砭针、竹针、骨针、陶针，到古代青铜针、铁针、金针、银针，再到现今的不锈钢针、磁极针，针具的细度、锐度、硬度、坚度等品质日渐提升。纵观中华文明史，每一次针具的发明改造及其实践应用都离不开相应历史时代文明与文化土壤，特别是科学技术文化，在中医针具发明改造演变过程中更具有支配地位。

---

[4] 马继兴，周世荣. 考古发掘中所见砭石的初步探讨[J]. 文物，1978，（11）：80-82，52.

[5] 王雪苔. 中国针灸源流考[J]. 中医杂志，1979，20（8）：59-64，54.

[6] 张厚墉. 关于内蒙古地区医学史中几个问题的考察[J]. 陕西中医学院学报，1979，2（3）：45-59.

2. 针具的文化渊源

九针是先秦前后比较流行的九种针具，包括镵针、圆针、𬭁针、锋针、铍针、员利针、毫针、长针和大针等，《灵枢·九针十二原》《灵枢·九针论》《灵枢·官针》等从不同角度解说了九针分类、名称、形状、长度、适用范围等。如《灵枢·九针论》所载："黄帝曰：针之长短有数乎？岐伯曰：一曰镵针，取法于巾针，去末寸半，卒锐之，长一寸六分，主热在头身也。二曰员针，取法于絮针，箭其身而卵其锋，长一寸六分，主治分间气。三曰𬭁针，取法于黍粟之锐，长三寸半，主按脉取气，令邪出。四曰锋针，取法于絮针，筩其身，锋其末，长一寸六分，主痈热出血。五曰铍针，取法于剑锋，广二分半，长四寸，主大痈脓，两热争者也。六曰员利针，取法于氂针，微大其末，反小其身，令可深内也，长一寸六分，主取痈痹者也。七曰毫针，取法于毫毛，长一寸六分，主寒热痛痹在络者也。八曰长针，取法于綦针，长七寸，主取深邪远痹者也。九曰大针，取法于锋针，其锋微员，长四寸，主取大气不出关节者也。针形毕矣，此九针大小长短法也。"

九针中，镵针以取皮肤，员针以揩摩肉分之间，𬭁针按脉致气，锋针取经络出血泻热，铍针破泻痈脓，员利针、毫针、长针分取筋骨诸痹，大针泻机关之水以利关节。按此，九针形制规格总体上是基于人体病变深浅，思路源起于"五体"理论。"五体"即筋、脉、肉、皮、骨五类形体组织器官，其理论在《黄帝内经》已见载，在《素问·阴阳应象大论》归属于五行脏腑理论体系，《灵枢·根结》"逆顺五体者，言人骨节之小大，肉之坚脆，皮之厚薄，血之清浊，气之滑涩，脉之长短，血之多少，经络之数"之说从针法角度阐述了五体之别。

九针的命名是根据其形制及针具本身的特征而来，大致分为两类：一类是通过对针具外形的直接描述而命名，如员针、员利针、毫针、长针、大针，基本根据描述的形状特点便能揣测出针具的外形；另一类则难以直观地从名字上去判断针具的特征，如镵针、锋针、𬭁针、铍针，其中镵与砭石的关系密切，而后三者则多与兵器有关。

战国秦汉之际，之所以逐渐形成九针之说，从临床医学角度看，一方面是由于疾病分类定性认识不断细化深化，以及由此引领的治疗方法多元应变跟进的必然结果；另一方面则是因为科学技术水平日益提高，促进针具制取技术不断精细多样化。而从文化角度看，要定量为在九种针具而不是其他数目，又与中国传统文化中"九"的天人哲学内涵思想有关。

"九"，象形字，像人伸出手掏摸、探究，力求确定内部情况，所以本意为穷究事物本末，后引申为数之极，如《列子·天瑞》说："一变而为七，七变而为九，九变者，究也，乃复变而为一"，又如朱骏声《说文通训定声》说："古人造字以纪数，起于一，极于九，皆指事也。"上古认为九是满极之数，超过九就要进位，又回到"一"，所以"九"象征着全面、完备，涵盖所有。中国古代把数字分为阳数和阴数，奇数为阳，偶数为阴。阳数中九为最高，有达到极限的意思，就是说九种针具已经可以满足临床需求。中医九针之说正是缘起于这种文化观念，具体体现为以下两个境界。

一是从形制范畴上说针具，认为九针法象天地之极数，基本可以囊括所有类型针具；二是从用针方法即针道上说针具，认为九针之法应合天地人之理，至天人合一境界，所以蕴含万千变化的针刺理路。《灵枢·九针论》中的"九针者，天地之大数也，始于一而终于九"即指前者，《灵枢·外揣》中的"夫九针者，小之则无内，大之则无外，深不可为下，高不可为盖，恍惚无穷，流溢无极，余知其合于天道人事四时之变也，然余愿杂之毫毛，浑束为一，可乎"之说即指后者。

相对于粗糙砭石针具只适合浅表刺割，适用于皮肤痈疡脓肿类疾病，金属针具因为在细度、长度、锐度、坚度上都有里程碑式跨越，所以不仅适合浅表刺割，也适合深度刺激，从而显著扩大了适应治疗疾病的范围。具体来看，九针治疗疾病范围扩展，经历了一个从肌表历经肌肉筋骨直至内在脏腑的缓慢过程，而决定这一过程的根由正是针具制作技术水平及其品质性能。

九针的形成有其地域文化特色，《素问·异法方宜论》中记载："南方者，天地所长养，阳之所盛处也，其地下，水土弱，雾露之所聚也。其民嗜酸而食腐，故其民皆致理而赤色，其病挛痹，其治宜微针。故九针者，亦从南方来。"南方地区气候炎热，阳气盛实，地气潮湿，雾露常绕，人们常吃发酵腐熟的酸味食品，致使皮肤腠理致密，气血不畅，易发生筋脉拘急、肌肉麻木不仁等风湿类疾病，这种位于肌肉筋骨之间的邪气壅滞及气血不畅的病机，用九针治疗当是最合适有效的方式之一。《黄帝内经》正是基于这一逻辑，推断九针疗法最初应该是从南方开始盛行的。

九针的出现，扩大了针灸医疗的实践范围，使人们对针灸理论的认识更加深化。金属医疗针具的推广使用，也是促使针灸学术从经验阶段向理论阶段飞跃的重要因素。

三、针法的流变

从砭石到九针是针具发展史上的重要变革，也是刺法形成的标志。《帝王世纪》中就有关于"伏羲制九针"的记载，《灵枢·九针十二原》《灵枢·九针论》《灵枢·官针》《灵枢·刺节真邪论》及《素问·针解》都涉及九针的运用，其论述颇为精辟和全面，包括持针的原则、刺法种类、补泻手法操作、针刺强度、针刺与四时的关系、针刺宜忌等。在刺法方面，提到了九刺、十二刺和五刺等；在补泻手法方面，提到了徐疾补泻、呼吸补泻、捻转补泻、迎随补泻、提插补泻和开阖补泻等，为后世针刺手法奠定了基础。

其中，《灵枢·九针论》中记载："夫圣人之起天地之数也，一而九之，故以立九野；九而九之，九九八十一，以起黄钟数焉，以针应数也。"表明针与九相对应是根据黄钟的分数而来。《灵枢·官针》中记载："凡刺之要，官针最妙。九针之宜，各有所为，长短大小，各有所施也"，介绍了镵针、员针、鍉针、锋针、铍针、员利针、毫针、长针、大针等九针的形制和适应证。针具形质的不同，所适应治疗的疾病种类也不同，为达到"气至病所"，产生了各种行针手法和针刺补泻手法。《灵枢·顺逆肥瘦》根据人的"白黑、肥瘦、少长"来区分体质类型，《灵枢·卫气失常》将体质分为"脂、膏、肉"三型，根据五行学说列举著名的25种体质类型特征，并提出相应的针刺法。

汉代医家淳于意（仓公）在临床实践中广泛应用针刺疗法。他继承了《黄帝内经》的针刺理论，并通过实际病例记录了针刺方法的应用。例如，他根据患者的脉象和症状来选择针刺穴位和方法，对于热证、寒证等不同证候采用不同的针刺策略。

魏晋南北朝时期，针法也得到了极大的发展，皇甫谧的《针灸甲乙经》对针刺方法进行了整理和规范。该书是我国第一部针灸学专著，它在《黄帝内经》《难经》的基础上，对穴位的定位、针刺深度、针刺禁忌等内容进行了详细的描述，使针刺方法更加精确、规范。

唐代孙思邈在《备急千金要方》和《千金翼方》中记载了许多针刺方法和经验。他强调针刺时应根据患者的体质、病情、季节等因素综合考虑。宋代王惟一编撰《铜人腧穴针灸图经》并制作了针灸铜人，这对于准确的穴位定位和针刺深度教学起到了巨大的推动作用。医学生可以通过针灸铜人直观地了解穴位的位置和针刺操作方法，使针刺教学更加形象化。

金元时期何若愚提出了子午流注按时取穴的时间针刺学说，窦汉卿提出流注八穴，后由王国瑞在继承窦氏针法的基础上，发展了子午流注针法，还创造了"飞腾八法"，对后世产生了较大的影响。

明代徐凤的《金针赋》记载了一整套的复式补泻手法，对"烧山火"和"透天凉"也做了系统的论述。其后，高武的《针灸聚英》记载了"十二经是动所生病补泻迎随说"，即"子午流注纳支（子）法"。这是对针刺补泻手法的一种创新和发展，为临床针刺治疗提供了新的理论依据和方法。而杨继洲的《针灸大成》提出"刺有大小"，有"大补大泻""平补平泻""下针十二法"和针刺"八法"，对明代之前的针刺手法做了系统总结和归纳。

清朝道光皇帝认为："针灸一法，由来已久。然以针刺火灸，究非奉君之所宜。"因此，曾下令禁止太医院用针灸治病，针灸医学渐趋衰落，针具针法亦无大的进展。

新中国成立后，针刺技术又有了十足的发展，手法研究也步入了一个新的历史时期，从文献考证到临床观察，从实验研究到机制探索，均做了大量的工作。许多擅长手法操作的医家也在传统针法的基础上根据自身的临床体会，总结或独创出许多特色针法。在针刺手法上，承淡安强调指力的练习，他认为指力是针刺手法的关键，指力的熟练及强弱是临床收效的重要基础。他创建了针灸界的指力练习方法，通过练习，施针者能够更好地掌握针刺的力度和深度，提高针刺的准确性和疗效。承淡安发明了无痛的押手进针法，这种进针法在进针时，通过左手的押手操作，减少了进针时对皮肤和组织的刺激，从而减轻了患者的疼痛，提高了患者对针灸治疗的接受度。他将"兴奋""镇静""强刺激""弱刺激""抑制""诱导"等西方医理应用于对针刺手法的解释，颇富创新精神。陆瘦燕则更重视古典针法的整理与研究，他对"烧山火""透天凉"这两种复式手法，从源到流，从理论到操作，进行了深入且精辟的讨论，并对这两种手法的具体操作方法进行了详细考究。这为后人学习和理解传统复式针刺手法提供了重要的理论依据。吴棹仙在《子午流注说难·催气手法》中首提了辨气"催气"红晕说，郑毓琳独创了"针刺八法"，杨永璇创始了"絮刺火罐疗法"等。

目前，传统针刺手法越来越受到重视，因为它是决定针刺疗效的重要因素，对阐明经络理论十分有益。

第二节　灸的起源与文化

"灸"字始见于战国金文，"灸，灼也"（许慎《说文解字》），指点燃艾叶熏灼人体肌表治疗疾病的方法。灸本字作"久"，先秦时期用"久"表示"灸"，汉以后开始用"灸"。如《庄子·盗跖》中记载："丘所谓无病而自灸也"，此"灸"即"灸法"之意。睡虎地秦墓竹简《封诊式·贼死》中记载："男子丁壮，析（皙）色，长七尺一寸，发长二尺，其腹有久故瘢二所",此"久"亦"灸"意。出土的汉代《五十二病方》《阴阳十一脉灸经》《足臂十一脉灸经》《脉法》《武威汉代医简》等文献中"灸"均作"久"。"灸",从火久声,形声且会意,先民用"火""久"结合表示艾灸疗法,大概有三方面意思:其一,艾灸"火必足久"才能起效;其二,艾灸需要坚持比较长时期才能显示疗效;其三,艾灸有延年益寿功效。

一、艾作为灸材的流变与文化渊源

灸法源起于先民日常用火经验。上古之世,"民食果蓏蚌蛤,腥臊恶臭而伤害腹胃,民多疾病。有圣人作,钻燧取火以化腥臊,而民说之,使王天下,号之曰燧人氏"(《韩非子·五蠹》),原始先民很长时期内如同禽兽茹毛饮血,后来发现经天火烤熟的食物不仅气味香醇,容易消化,还能明显减少疾病发生。但天火很难遇到,所以人为生火就成为先民最渴望解决的生活难题之一。距今1万年左右,有位圣人发明了燧木摩擦取火法,解决了困扰中华民族数10万年的难题,人们从此开始广泛用火熟食,注意食物卫生,生活品质得以极大提高。先民因此把发明这一人工取火技术的圣人尊称为"燧人氏",并拥戴其成为当时氏族社会首领,此即燧人氏时代。

于人类而言,火的生活价值非常重要,也非常广泛,而不仅仅是熟食果腹,其中围火取暖就是人们日常用火内容之一。先民漫长的生活经验显示,围火取暖不仅可以御寒保暖,而且还能缓解甚至逆转一些肌表乃至内脏疾病。如一些感冒导致的身痛不适、身体顽麻不仁、腹痛腹泻等疾病,若近火烘烤,或直接热敷等,皆可能在短时间内改善症状。用艾火熏灼灸疗肌表以防病治病,正是这一用火实践经验过程中凝练出来的医疗手段。《素问·异法方宜论》讲到灸法的由来时指出:"北方者,天地所闭藏之域也,其地高陵居,风寒冰冽,其民乐野处而乳食,脏寒生满病,其治宜灸焫。故灸焫者,亦从北方来。"这段记载,说明灸法的发现同寒冷环境的生活有密切关系。

今天的我们,已经习惯称灸法为"艾灸",可见,艾作为最佳灸材已经得到公认。然而,灸法形成之初当然不一定就以艾为材料。无论从人的思维逻辑角度分析,还是从文献记载角度看,古人摸索用火熏灼法治疗疾病的过程中,一开始应该尝试过很多灸材,如石头、砂粒、土坯,这些材料当然可以热敷用,但作为灸材,不足之处也比较明显,如温热不匀、温热不持久等性能特征,都从根本上限制其作为灸材的合适性。

灸法初起时代,包括"松、柏、枳、橘、榆、枣、桑、竹"等很多草木都曾作为灸材进行试验,但结果只有艾的性能在各方面是最符合要求的。如:"古来灸病,忌松、柏、枳、橘、榆、枣、桑、竹八木,切宜避之。有火珠耀日,以艾承之得火,次有火镜耀日,亦以艾引得火,此火皆良,诸蕃部落用镔铁击䃜石,得火出,以艾引之。凡人卒难备,即不如无木火,清麻油点灯,灯上烧艾茎点灸是也,兼滋润灸疮,至愈不疼痛"(《针灸资生经》)。由此可知,艾在众多灸材之中,最终脱颖而出,成为灸中圣品。站在医疗养生实用性视角看,艾成为广为接受的灸材大体与以下几个因素有关。

一是艾草为一种比较常见的植物,大江南北皆有,容易采摘收割,因为医用艾以陈久者良,所以特别适合长期储藏,艾的这些特性为保障其在临床及日常生活中广泛使用提供了天然方便性。

二是艾叶搓绒成团后燃烧过程相对其他植物而言,速度和缓且持久,温度也比其他植物燃烧时低；另外艾绒手感柔绵舒适，艾的这些特性，对于患者及医灸者都更具安全性。

三是艾"辛香而美"，艾灸过程中散发的气味还能芳香心脾，愉悦心神，而且这些气味还可以清化周围环境中的污秽疫疠之气，从而防治一些流行性疾病。

四是艾灸确凿可靠的治病养生作用，这是艾之所以能够成为灸中圣品的最主要依仗。先民漫长医疗保健实践经验显示，艾灸法适用于很多疾病的预防治疗，如感冒、痛经、呕吐、腹痛、泄泻、遗尿、遗精、痹症、疮疡、瘰疬等，几乎寒性体质病变皆在适应范围之内。艾叶煎汤内服可以驱寒化湿；艾叶煎汤洗脚泡澡可以防治很多皮肤病；嫩艾还可以直接作为蔬菜食用，具有温中散寒、疏肝理气的作用。艾有如此广泛多元的医疗保健用途，所以古人围绕医养主题形成了很多以艾为主体的生活方式乃至生活习俗，如艾草香囊、艾叶馄饨、艾叶青团、艾叶蛋、艾叶茶、端午插艾等。

在文人雅士心目中，艾的医养价值甚至升华到人文道德境界。如早在《诗经》中就有"君子万年，福禄艾之"、"乐只君子，保艾尔后"之赋，此后两千年来，文人墨客吟唱不绝，如"种兰不种艾，兰生艾亦生。根荄相交长，茎叶相附荣。香茎与臭叶，日夜俱长大。锄艾恐伤兰，溉兰恐滋艾。兰亦未能溉，艾亦未能除。沉吟意不决，问君合何如？"（白居易《问友》），"世间各自有时节，萧艾着冠称道陵"（陆游《重午》），"五月五日午，赠我一枝艾。故人不可见，新知万里外。丹心照夙昔，鬓发日已改。我欲从灵均，三湘隔辽海"（文天祥《端午即事》），这些以艾抒情，借艾寓意的优美诗句成为中华文明中一道独具人文气息的风景线。

艾草品名众多，中国古代典籍中记载有"四大名艾"，即北艾、蕲艾、海艾、祁艾。清代以前未有祁艾之说，而是以北艾（伏道艾）、蕲艾（湖北蕲春）、四明艾（宁波四明）为最佳。

北艾，又称为伏道艾，即"九头仙艾"，指产于河南省安阳市汤阴县伏道镇伏道冈扁鹊庙的艾草。明代官员作词咏艾，立碑记事，称汤阴艾园之艾，为药用第一，尊为仙艾。伏道艾和其他的艾相比，长得高大又茂盛，出绒率极高，药用价值也高。明代时期，伏道艾专供皇室使用，因而被尊称为仙艾，也称"九头仙艾"。

蕲艾，明代著名医药学家李时珍在家乡湖北蕲州发现的一种艾草。《本草纲目》中记载："艾叶自成化以来，则以蕲州者为胜，用充方物，天下重之，谓之蕲艾。"蕲艾植株高大，香气浓烈，有三叶、五叶、七叶、九叶之分，九叶的品质最好，此艾条在燃烧时释放出的热量比其他艾叶制作的艾条要高，热穿透力强，现代药理学研究表明它的各项治疗成分均高于其他品种。

海艾，四明者谓之海艾。四明，即今天的宁波境内四明山区域，四明山区的海艾一般处于野生状态，目前已有了规模种植。北宋苏颂《图经本草》中记载："艾叶，旧不著所出州土，但云生田野。今处处有之，以复道者为佳，云此种灸百病尤胜。"书中附有"明州艾叶"图。明代编纂修订的《本草品汇精要》也有"生田野，今处处有之……道地：蕲州、明州"之说。

祁艾，是21世纪初出现的一个艾叶优良品种，专指产于河北安国市（古称祁州）的艾叶。祁艾异常高大，艾叶厚绒多且艾叶大，常大于成人手掌。厚叶干了后轻搓就能成绒，成绒率非常高，艾香特异，陈祁艾灸后温润有力，穿透力强。

艾绒，是指用纯陈艾叶制作的物品，经过反复晒杵、捶打、粉碎，筛除杂质、粉尘等一系列工序，得到的软细如棉之物。古代先是用手将艾叶揉搓成艾绒，后来用石磨磨成艾绒。艾绒是艾条的原料，灸法所用的主要材料，艾绒的品质决定艾条质量。《本草纲目》记载："凡用艾叶，须用陈久者，治令软细，谓之熟艾，若生艾绒艾，灸火则易伤人肌脉。"新艾含挥发油多，燃之不易熄灭，令人灼痛；陈艾则活力较温和，因此，陈艾叶用于灸法效果更好，民间素有"七年之病必求三年之艾"的说法。根据制作工艺的不同，艾绒分为粗艾绒和细艾绒两种。在临床实践中，可以视需要将艾绒做成不同形状用于疾病治疗；如制成适当大小的锥形团的艾炷，置于穴位上用于直接灸或置于姜片、附片等上用于间接灸。用棉纸包裹艾绒制成圆柱形长卷，而制成艾条；将艾绒加入中药成分做成的艾条称"药条"。

二、灸法的流变

殷商时期的巫医已有艾灸疗法。殷墟甲骨文中有记载："巫妹艾子？""巫妹"即指一个能行医道的女巫，其名为"妹"，她亦医亦巫。卜辞卜问的意思是：让巫医"妹"给小孩子进行艾灸，行吗？在秦汉以后的治病观念中，巫术的色彩仍很浓重。

现存甲骨文中已经有关于灸法的记载，已被学界反复考证。如《小屯南地甲骨》（2219版）记载："丙子卜，口陟灸，不步？其步？其用？大吉"，该甲骨大体属于廪辛、康丁时期，卜辞记载了一位名叫"陟"的贞人因病而作灸疗之事，其中对"灸"字的注解为"像人一手持灸炷，灸炷中间画有一小圆圈，以示灸炷为圆棒，圆形的灸炷一端燃火，作用于人的腹部，俨然一幅医者为病患者火灸的图景"[7]，这提示，至少在殷商时期，灸法已经是一项常用的医疗技术。

春秋战国时期记载灸法的文献较多。如《孟子·离娄上》曾说："今之欲王者，犹七年之病，求三年之艾也"，孟子这里本意并非讲艾灸之事，而是以"七年之病，求三年之艾"这个艾灸故事作比喻，说明治国安天下的政治哲学，认为君主应该像陈艾一样，唯有长期推行仁政，积累天下民心才能统一天下的道理。这提示艾灸法在春秋战国时代是应用非常普遍的医疗手段，唯有如此使用境地，人们才可能以其作喻说明其他事物。而且当时世人都知道艾唯有"三年"之陈者才能保证其最佳疗效，说明对艾的性能认识已经相当成熟。

秦汉之际成书的医方专著《五十二病方》详细记载以艾为灸料治疗"颓"的方法。治"颓"法是取粗麻碎末裹在干燥艾叶里，在颓疝患者头顶正中部灸治，需将皮肤烧至溃烂为止。

大体定型于战国秦汉之际的《黄帝内经》几乎涉及后世灸法全部内容。《灵枢·官能》系统介绍了灸法，强调"针所不为，灸之所宜"，提出灸法适应病症包括外感、内伤、脏病、寒热病、痈疽、癫狂等；《灵枢·背腧》记载了灸法补泻理论及方法："气盛则泻之，虚则补之。以火补者，毋吹其火，须自灭也。以火泻者，疾吹其火，传其艾，须其火灭也。"《汉书·艺文志》专辟方技之书，认为"医经者，原人血脉经络骨髓阴阳表里，以起百病之本，死生之分，而用度箴石汤火所施，调百药齐和之所宜"，其中所提到的火法就包括灸法。

三国时期曹操之子曹翕所撰《曹氏灸方》，是我国历史上第一部灸法专著。所载施灸孔穴增多，施灸的禁忌也较以前诸书具体，并申明禁灸原因。

---

[7] 冯时. 商医灸焫考[J]. 中原文物，2022，（1）：139-144.

南朝梁阮孝绪《七录》及《隋书·经籍志》都或详或略地收录了前人灸法专著。如程天祚《灸经》五卷、《曹氏灸方》七卷、《曹氏灸经》一卷等，可知在西汉至南北朝时期，灸法作为传统医学中的重要知识体系已经得到系统总结。而在敦煌发现的唐代古医书中直观形象的《灸法图》及简明便捷的《新集备急灸经》等文献的出现[8]，更可见灸法治疗术在当时的普及。

东晋皇甫谧在《针灸甲乙经》中曰："欲令灸发者，灸履鞴熨之，三日即发"，最早提到了灸疮，使后人在发灸疮法操作中有依据可循。

晋葛洪所著《肘后备急方》收集了大量简易而有效的灸方，在其所列述的72种病症中，有近一半病症采用了灸法治疗，充分体现了灸法在多种疾病治疗中的应用价值。书中不仅有单纯的艾灸，还出现了多种隔物灸法，如隔蒜灸、隔盐灸、隔椒灸等，为不同病症提供了多样化的治疗选择。陈延之是继葛洪之后又一位提倡灸法的先驱者，其撰写的《小品方》指出："夫针术，须师乃行，其灸则凡人便施。为师解经者，针灸随手而行；非师所解文者，但依图、详文则可灸。野间无图、不解文者，但遂病所在便灸之，皆良法。"他主张灸法取穴应少而精，但取穴方法多样，包括近取、远取结合，左右取穴，俞募配穴等。灸量灵活多变，书中的灸量有每日一壮至百壮不等，甚至有一日三灸之举。根据不同的病情、体质和病程，灵活调整灸疗的壮数和频率，体现了个体化的治疗原则。

唐宋时期灸法有了飞跃式的发展。在唐代，随着灸法的专门化，出现了以实施灸法为职业的灸师。唐代著名医家孙思邈在其所著的《备急千金要方》和《千金翼方》中大量论述了灸法内容。他首先在隔物灸上扩大了用药的范畴，增加了灸法的防病内容、治病病种；孙思邈非常重视"治未病"的思想，强调运用灸法进行预防保健；将灸法应用于急症的治疗，打破了以往人们对灸法只适用于慢性疾病的认识。其次他首次提出用灸法预防传染病，《备急千金要方》中指出："凡入吴蜀地游宦，体上常须三两处灸之，勿令疮暂瘥。则瘴疠温疟毒气不能著人也。故吴蜀多行灸法。"他提出灸法的基本原则，包括灸法的操作顺序、体位要求、刺激强度等，这些无不对后世灸法的发展产生了深远的影响。同时期的王焘撰写的《外台秘要》中对灸法极力推崇，提出灸为"医之大术，宜深体会之，要中之要，无过此术"，书中引用了许多唐以前的医学著作，如《肘后备急方》《千金要方》等，对这些著作中有关灸法的经验、理论、方剂等进行了系统的整理和总结，为后人研究灸法提供了丰富的文献资料。通过这种方式，许多散佚的灸法理论和经验得以保存下来，避免了因时间流逝而失传。书中就病症与灸法进行了对应归纳，针对各种病症，详细记录了与之对应的灸疗方法，这种对病症与灸法的详细归纳，为临床医生提供了具体的治疗参考，使灸法在疾病治疗中的应用更加有针对性。

宋代著名针灸家王执中所著的《针灸资生经》除了详细记载传统的直接灸法及隔盐灸、隔蒜灸、隔巴豆灸等间接灸法外。还记载了一些特殊灸法，如天灸、竹茹灸、鼠粪灸等非艾灸的灸疗方法，这些特殊的灸法在当时具有一定的创新性。南宋医家窦材在《扁鹊心书》中强调："灼艾第一，丹药第二，附子第三"的扶阳三法，将灸法提升到了一个非常重要的地位，强调了艾灸在扶阳保命、治疗疾病中的关键作用。他认为阳气是人生命的根本，而灸法是扶阳的重要手段，通过艾灸可以补充人体阳气，增强人体的抵抗力，预防和治疗各

---

[8] 马继兴. 中国出土古医书考释与研究[M]. 上海：上海科学技术出版社，2015.

种疾病。

　　金元时期，仍有不少医家仍在灸法方面做出了卓越的贡献。金元四大家之一的刘完素，突破传统观念，不拘泥于热证禁忌之说，他提出灸法可以热引热，引火邪外出从而治疗热证。例如，他在《素问病机气宜保命集》中提到："泄者一也…假令渴引饮者，是热在膈上……此证当灸大椎三五壮立已"，为灸法治疗热证提供了理论依据，丰富和完善了"热证可灸"的理论，使灸法的应用范围得到了拓展。朱丹溪在《丹溪心法·拾遗杂论》中指出："灸法有补火泻火，若补火，艾炳至肉；若泻火，不要至肉，便扫除之。"这是对《黄帝内经》灸疗补泻理论的进一步发挥和明确阐述，为后世医家施行灸法时正确把握补泻手法提供了理论依据，是对《黄帝内经》灸法补泻的进一步阐发。

　　明清时期是针灸史上重要的文献总结时期，是针灸从完备走向成熟再趋向衰落的时期。虽然这一时期偏重针法的应用，但灸法也有一定的进展。如明代医家张景岳在其所著的《类经图翼》中，强调灸法的功效与适用范围，总结灸法的补泻手法，记载了多种艾灸方法，收录了几百条灸疗验方，并详细论述了灸疗的作用。清代医家吴亦鼎所撰的《神灸经纶》，全面总结了前人有关灸疗的理论，书中涵盖了内、外、妇、儿、五官、皮肤、肛肠等临床各科疾病的灸法治疗，强调了灸法在急症治疗中的重要作用，并总结了一些急症的灸疗方法。此外明清两代医家在前人灸法的基础上，创造出了艾条灸、太乙神针、雷火神针、神火灸等新的灸疗方法，使灸法操作更为便捷。到了清代中后期，由于封建统治者对针灸治疗方法的狭隘认识，太医院等官方机构被禁止使用针灸疗法，导致针灸学的发展迟缓甚至衰落。尽管如此，针灸疗法早已深入民心，故其在民间仍广为流传，还得到了一定的发展。

　　从直接灸到温针灸、药艾条（包括灯芯草灸、雷火神针、太乙神针等）的实按灸、隔物灸（蒜、盐、附子）、温灸器灸，到后来朱琏先生创艾条卷悬起温和灸，再到现在常用的热敏灸、透灸、火龙灸、壮医药线灸等，灸疗的方法不断变迁与迭代，这使得灸法不但成为一种临床安全有效的外治法，更成为一种得以传承的文化。

第三章 经络学说与文化

中医经络学说是研究人体经络系统的循行分布、生理功能、病理变化及其与脏腑之间相互关系的理论[9]。《灵枢·经脉》明确指出"经脉者,所以能决死生,处百病,调虚实,不可不通"[10],可见经络系统在人体的组织结构、生理功能、疾病转归及临床诊断与治疗方面都有非常重要的作用,医者对于经络的理解直接影响着针灸临床的疗效。因此,探索中医经络学说的渊源与内涵,研究中医经络的哲学思想和思维方式,是学习中医经络学说的关键所在。

经络学说在其形成和发展过程中,深受传统文化的影响,也就是说经络学说背后蕴含着丰富的文化内涵,理解这些文化元素,能够让我们更深刻的理解经络学说。

第一节 经络学说的源流探究

一、萌芽阶段的经络学说

古代医家创建经络学说的思想基础起源于《易经》,可以上溯至中国古代《河图》《洛书》的"生数"相配及"阴阳离合"的哲学理论。根据现存文献,《黄帝内经》之前对古代经络理论的研究主要来源于出土文物和文献的记载。

根据墓葬年代进行划分,马王堆汉墓、张家山汉墓和老官山汉墓出现在《黄帝内经》之前。依据发掘所得的经络学说相关文物资料,三处汉代墓葬中出土的医简与漆人年代吻合,具体包括《足臂十一脉灸经》、《阴阳十一脉灸经》及《脉书》,这三本古籍均涵盖了十一脉的相关论述,其中老官山出土的医简中还记录了少量十二脉的内容。它们是迄今为止最早描绘经脉循行的珍贵文献,对于深入探究古代经络学说具有不可估量的价值。在经络理论的早期阶段,其形成主要受当时社会文化的影响,以取象比类和阴阳哲学理论为主[11]。该阶段,这三本古籍对"脉"的诠释,既可以理解为类比大自然界水系来命名的实体结构,

---

[9] 程雅君. 中医经络学说的哲学渊源[J]. 哲学研究, 2017, 9(1): 65-74.
[10] 马月香. 肝主疏泄调节人体功能的理论与实验研究[D]. 济南: 山东中医药大学, 2005.
[11] 林磊. 浅论经脉概念的起源及经脉理论的演变[D]. 北京: 北京中医药大学, 2003.

是血液运行的通道，又可以用来标记人体不同位置的关系。阴阳五行理论的哲学思想在早期经络构建中扮演了至关重要的角色，决定了经络的命名。此外，数术理论也影响了经络数目的构建。

二、逐步形成阶段的经络学说

《黄帝内经》是我国现存最早的一部医学典籍，为后世中医学理论奠定了基础，对针灸学的发展也起着深远的影响。历代医家都对《黄帝内经》十分尊崇，将之称为"医家之宗"，经络学说也在《黄帝内经》时期得以完善。当时，经络理论体系的构建还是以取象比类为主导的思维方式，并融合了数术、阴阳学说、五行思想，使得经络学说内容愈发丰富。同时古代医家也将经络作为一个载体，对生命、人体和疾病进行解释。在这个阶段，经络学说主要关注的问题是如何阐释经气流注顺序，并通过标本与根结进一步解释经气的运行。同时，经络学说的核心内容除十二正经外又加入了奇经八脉及络脉、经别等方面的概念。

《黄帝内经》中所记载的经络学说理论在各章分别进行论述。如《灵枢·经脉》详细记载了十二经脉、十五络脉、十二经别的循行分布与病候，成为应用至今的经络理论主干；《灵枢·本输》深刻阐释了经络学说在针灸实践中的关键指导作用，而《灵枢·逆顺肥瘦》则记录了十二条经脉的运行轨迹。至此，十二经脉在十一脉的基础上，运用三阴三阳理论进行命名，运用五行学说将经络与脏腑相配合，逐步构成经络与脏腑的表里、属络联系。

《黄帝内经》中虽未提出"奇经八脉"的概念，但已经出现了督脉、任脉、冲脉、带脉等经脉的记载，这为《黄帝八十一难经》中奇经八脉理论的形成打下了坚实基础。据史料记载，《黄帝八十一难经》的成书年代约在汉代，其记载的经络理论整体与《黄帝内经》相似[12]，该书对《黄帝内经》中的经络理论进行了补充，特别是关于奇经八脉和原气的论述，补充了《黄帝内经》之不足。

三、发展成熟阶段的经络学说

三国魏晋南北朝时期，经络学说开始由基础理论发展到临床经验积累和分科发展的阶段。皇甫谧所著的《针灸甲乙经》在针灸学发展的历史上享有很高的地位，该书在晋以前医学文献的基础上，对经络进行了比较全面的整理研究，较为系统地论述了十二经脉、奇经八脉、十二经别、十二经筋的基本内容，成为后世经络学说研究的依据。

据考证，魏晋时期已出现了直观的经络腧穴图，称为"明堂孔穴图"，并为后世医家所重视。晋代《抱朴子》就引用过《明堂流注偃侧图》，唐代甄权曾对其进行修订，孙思邈《备急千金要方》对其加以引用，说："旧明堂图年代久远，传写错误，不足指南，今一依甄权等新撰为定云耳……其十二经脉，五色作之；奇经八脉，以绿色为之"，说明原图是用五彩表现的，王焘在《外台秘要》中又改绘成"十二人图"（即将督脉并入足太阳，任脉并入足少阴）。在后来的刻本中，这些图均未流传下来。

宋朝对经络的整理研究甚为重视，早期组织编写了《太平圣惠方》，其中列有"十二人

---

[12] 孙理军. 基于《难经》八脉循行理论奇经功能的解析[J]. 现代中医药，2009，29（3）：39-41.

形"的经穴图。天圣四年王惟一编成《铜人腧穴针灸图经》三卷，书中详述手足三阴三阳经脉和督、任二脉的循行路线与穴位，参考各家学说予以订正，并绘制经脉穴图。其后，北宋朝廷又组织编写《圣济总录》，按经排列腧穴，为元代各书所继承，从而使经穴合一得以实现。

宋金以来，对经络概念的阐述有了新的发展。阎明广《子午流注针经·流注指微针赋》曰："诸阳之经，行于脉外；诸阳之络，行于脉内。诸阴之经，行于脉内；诸阴之络，行于脉外。"他把经、络与脉作了区分，而且认为经与络是有深有浅的。金代窦默《针经指南》云："络十有五，有横络三百余，有丝络一万八千，有孙络不知其纪。"明代钱雷《人镜经附录》云："十二经生十五络，十五络生一百八十系络，系络生一百八十缠络，缠络生三万四千孙络。"这三人的论述为以后医家所引用。

元代，滑伯仁在忽泰必烈《金兰循经取穴图解》的基础上编著成《十四经发挥》，其后医家论述经络多以此为主要依据。至明代，杨继洲又一次对经络学说的框架进行了梳理，《针灸大成》沿用《针灸甲乙经》中十二经络的理论框架，并且对经络穴位的描述十分详尽。此后，众多医家纷纷论述经络，如张三锡的《经络考》、翟良的《经络汇编》和韦勤甫的《经络笺注》等。在这一时期，李时珍就奇经八脉文献进行汇集和考证，著有《奇经八脉考》，丰富了奇经八脉的内容。

四、中西医学碰撞下的经络学说

在明末时期，西方医学知识由传教士带入中国，部分医生受其影响，开始用西方医学的思维模式思考中医学。如王宏翰所著的《医学原始》是首部深受西洋医学影响而研究经络学说的典籍。该书提倡医者关注经络体系与血液循环之间的内在关联，明确指出经络系统中流淌的物质属于西方医学所言之四液之一的血液。清代医学家王清任通过解剖尸体发现动脉内没有血液，因此他误以为动脉仅为气之通道，称之为"气管"，而血液则在另一套系统中运行。此项研究虽结果有误，却对经络理论的发展及临床实践产生了深远影响。

清代，除了见于《黄帝内经》注释和针灸书中的经络内容外，经络专书较少。《医宗金鉴·刺灸心法要诀》载有经穴歌诀，分绘经脉图和经穴图。对药物归经的认识和运用在这一时期有所发展，严西亭等著的《得配本草》、赵观澜的《医学指归》、姚澜的《本草分经》都将经络学说与药物结合起来，认为"何经之病，宜用何经之药"是掌握药物性能的要领。温病学派叶天士、吴鞠通等注重分经辨证用药，于十二经之外更重视奇经，为经络理论在方药方面的运用做出贡献。这一时期在运用经络理论认识和治疗疾病时出现了新的概念"久病入络"。叶天士在《临证指南医案》中对其有较为完善的阐述，强调"医不明治络之法，则愈治愈穷矣"，指出"是初为气结在经，久则血伤入络"，治疗当因证而异。该理论对络病的认识影响深远，为现代医家所效法，对经络理论做出了新的贡献。

在鸦片战争之后，两次"西学东渐"的浪潮对中医领域造成了很大冲击[13]，成功地将西方解剖生理学理念与方法融入到经络学说之中，受西方解剖学影响，人们力图探寻与经络相对应的实体构造。在这一阶段，众多医者将血管解剖与经络进行了对比探索，这激发

---

[13] 李素云. 近代针灸理论演变中的西医影响研究[J]. 辽宁中医杂志，2010，37（6）：1019-1021.

了近现代学者对经络实质研究的热情。西学东渐时期,针灸理论的认识形态经历了从传统向现代转型的关键阶段。例如,俞正燮认为经与络分别是脉络与血络;陈定泰受西医解剖实证思维的影响,希望从解剖的角度弄清经络本质。

无论明清时期的医家对经络结构的观点是否正确,这些努力都是近现代针灸学研究中的伟大尝试,在西学东渐时期传统的中医学理论逐步转向现代研究阶段。

中华人民共和国成立以来,我国学者对经络学说的认识不断加深。1985年国家将经络研究纳入"七五"重点攻关项目,至1990年列入国家十二项重大基础理论研究行列[14]。同年,世界卫生组织(WHO)郑重宣告针灸已成为世界医学的一个重要组成部分。1998年经络研究被纳入国家攀登项目。历经数十载的艰辛探索,现代经络研究已取得瞩目成就。2010年联合国教科文组织将中医针灸纳入"人类非物质文化遗产代表作名录"[14],这一举措标志着全球范围内对中国传统医学文化的肯定,也对中国针灸的传承和发展产生了深远影响。

第二节 说文解字探寻经络内涵

在中华文化悠长的发展历程中,汉字作为世界最古老的文字之一,与中国传统文化紧密相连。文字既是文化发展过程中重要的原始记录,又是文化传承后世的一个重要信息载体。作为五千年中华文明的重要组成部分,中医学的起源和发展也与汉字有密切的关系。随着汉字的产生和发展,中医学的发展也受到汉字的启发,并且由于汉字的普及,古人留下的大量宝贵古籍文献得以保存,这也使中医药文化能够更好地发展传承。文字逐步创建过程中形成了原始内涵,其被引入中医文化之后,在原本含义的基础上进一步结合中医思想,赋予了其中医内涵。通过对文字的深入探究,能够揭示经络概念的根基及其理论体系的演变,这一过程不仅揭示了中华悠久文化的深厚底蕴,亦能探寻经络理论的本源与变迁。

一、"脉"与经络学说

根据古代文献记载,经络学说的起源是先有"脉",而后再细分为"经"和"络"。因此,探究经络理论的根源,需从"脉"字的含义开始。早期"脉"所蕴含的意义,实则包含了"经"与"络"两者的特征[15]。《说文解字》中对"脉"的解释为"血理分裹行体者",由此可以得知"脉"本身的意思是血管。马王堆出土的《五十二病方》及《脉法》,记录了远在新石器时期,先辈便掌握了运用砭石割开表皮进行放血疗法治疗疾病的方法。在古代,先辈们就已经对脉和气血的关联有所洞察,然而,他们并未对经络系统进行详尽的阐述,而是将之笼统地命名为"脉"[16]。历史表明,古代医家对"脉"的认识比对"经络学说"的认识要早,在三千多年以前就已经有了"脉"的概念,但那时经络学说尚未形成完整的

---

[14] 王键,黄辉. 中医学与中华传统文化[J]. 中医药临床杂志,2011,23(1):1-13.
[15] 王凝.《黄帝内经》络脉理论研究概况[J]. 河西学院学报,2020,36(2):59-63.
[16] 李婷,陈晓东. 试论经络的本体在于经气[J]. 针灸临床杂志,2002,18(3):1-5.

理论。在古代,人们将事物之间贯通、连络成为一体而展现出的条理称为"脉",如山脉、水脉和血脉,都代表着一种连贯和流动的形态。其中,血脉即我们现在所说的血管,古代文献将其写作"衇"。血脉如同一张精细的网络,遍布在人体的各个角落,大小、深浅和循行路线各具特色,是负责运输血液的通道。为了形象地描述血脉的功能,古人常采用水流的现象来作比喻。《管子·水地》记载"水者,地之血气,如筋脉之通流者也"[17],此处提及的脉络,实质上便是指人体内的血液流通渠道。这种表述方式不仅揭示了血脉对于生命的重要性,同时也展示了古人对自然界的深刻理解。早在古代,人们就已经认识到"脉"是血流的通路,并将其与自然界中的其他事物进行类比和联系。这种以自然现象来类比人体的智慧,正是针灸理论中至关重要的一部分。

《黄帝内经》所述"脉"的概念,不仅涵盖先前所述的根本含义,其核心更在于从血液运行的管道与能量流通的路径两个维度进行阐释。《汉书·艺文志》记载:"医经者,原人血脉经络骨髓阴阳表里,以起百病之本,死生之分,而用度箴石汤火所施,调百药齐和之所宜"[18],在此论述的"医经"中,核心之作无疑是《黄帝内经》。该段话既强调血脉的重要性,同时又引入"经络"概念,标志着血脉与经络的差异已被划分。

先秦以前,人们对"脉"的含义拟于天地,取法自然。商代的"脉"为"𪷛",表示水。"𪷛"在甲骨文中为"𪷛",象征水中游泳之形态,寓意着人体内的"脉",恰似自然界中疏导水流的脉络,连接着大小水域,承担着血液循环与体液输送的使命。《脉书》中有所记载:"脉者,渎也。"《说文·水部》则称:"渎,沟也。"古人从自然界的景象中汲取智慧,独辟蹊径,将人体内的"脉"形象地比作自然界的沟渠。先人凭借敏锐的洞察力发现了"脉"——人体内如同水渠般的结构,血液如同溪流般在其中流淌。这种以自然为镜映照人体的思维方式,彰显了古人深邃的哲学智慧和独特的观察角度。

二、"经"与经络学说

在西周时期,古老的汉字"经"原写作"巠",其形态在金文中是"巠",呈现为三条并排的纵向丝线形象。"巛"代表着这些丝线交织于织机之上,"工"字代表的是引导这些丝线的工具。因而,"巠"字原始含义是引导细丝横穿固定的竖线进行交织。"巠"字之后,金文"巠"之中另行创制了"經"字以取而代之,最终演变为现代所使用的"经"。《说文·糸部》中一节阐述道:"经,织也。从糸,巠声。"[19]在古时候,"经"字所描绘的是布料的竖向线条,这些线条与横向排列的"纬"线交错穿插,形成紧密的纹理。随着时间的推移,"经"的字义逐渐拓宽,它不仅指代南北走向的道路或土地,如在《周礼》中所描述的城市布局,还象征了主要的江河水道。从这些演变中,可见"经"的原始意义逐渐从具体物品抽象为更广泛的概念。

"经"的概念源自对"脉"的深入理解与演绎。《史记·扁鹊仓公列传》为我们展现了远古医疗技术之一斑:"臣闻上古之时,医有俞跗……炼精易形。"远古时代,人类对于"脉"

---

[17] 孙静文,田艳鹏,郭妍,等. 脉之本义及其学术演变[J]. 中国针灸,2015,35(6):619-622.
[18] 曹东义. 中医不重解剖重关系[N]. 中国中医药报,2013-03-01.
[19] 隋月皎. 《黄帝内经》"络"理论及相关术语研究[D]. 沈阳:辽宁中医药大学,2017.

络"的理解便已初露端倪。在挖掘出的古文献《脉书》中，仅能找到"脉"这一词汇，却探寻不到"经络"字样。然而，在《足臂十一脉灸经》及《阴阳十一脉灸经》两本灸经中，所提及的"十一脉"实际上已是十二经脉概念的雏形。在古人的叙述中，早期的经脉概念较为宽泛，其范围与血脉系统有所重叠，涵盖了对脉的解剖结构（包括血管）的观察，并已深入到某些神经与淋巴的结构研究。身体机能出现的异常及肌肤组织的异常变化，悉数被归纳为脉的异常。这种对脉的广泛理解，为后期的经络理论提供了坚实的解剖基础。古人对"经"的理解源自"脉"，在经历了从朴素到复杂、从宽泛到具体的演变过程后，最终成为中医理论中不可或缺的重要组成部分。

医学领域中的"经"与"络"这两个术语，其最早的文献记载可追溯至《史记·扁鹊仓公列传》。文中阐述："夫以阳入阴中，动胃缠缘，中经维络，别下于三焦、膀胱，是以阳脉下遂，阴脉上争，会气闭而不通，阴上而阳内行，下内鼓而不起，上外绝而不为使，上有绝阳之络，下有破阴之纽，破阴绝阳，色废脉乱，故形静如死状[20]。"这充分表明，在扁鹊所处的时代，医学家们已经开始将"经"与"络"作为独立的概念进行探讨[21]。

三、"络"与经络学说

战国时期的文献中，首次记录了"络"字的存在。在战国时代的《楚系简帛》文献里，所记载的"络"的表述采取了独特的符号"絡"，其含义涉及了缠绕、纠结及束缚等概念。"各"字与"络"字之间存在着紧密的联系。金文中的"络"字是"𢆶"、"𢆢"的形态呈现为双手分解交织的丝线，恰似解开纠结的一束，同时融合了"各"字的含义，即攻夺之意。该字在形态上展现出攻占城池之际，解开绳索以束缚战俘的情形。由此可以推断出，"络"字在创造之初的含义是侵犯别邑，利用绳索束缚战俘，引申义延展至缠绕、包裹、网络等概念，这些诠释对于深入掌握中医学中"络"字的含义具有重要的指导意义。

深入探究"络"字的内在含义，必须同时掌握"落"字的深层意义。在《说文通训定声·豫部》中有所记载："落，叚借为络"，由此显见这两个字可做互相替代。在中医学范畴内，这两个字之间的联系更加紧密。《汉书·艺文志卷三十》中说："医经者原人血脉，经落，骨髓，阴阳，表里，以起百病之本死生之分。"此处所述的"经落"应当与"经络"同义[22]。古代水利文化中包含"经落"这一术语，根据《管子·度地第五十七》的经典论述："圣人之处国者，必于不倾之地，而择地形之肥饶者。乡山，左右经水若泽，内为落渠之写，因大川而注焉。乃以其天材、地之所生，利养其人，以育六畜。"[23]在古代，人们精心挑选了丰饶而开阔的地方来建立都城，所选之地必须土壤肥沃、地势平坦，且被河流环抱，城市的两侧均有水道蜿蜒，城内更设有精心打造的排水沟渠，顺应地形，将水引流至江河。如此巧妙的布局，既最大限度地发挥了自然资源的价值，又促进了农业的发展。古代城市构造中不可或缺的水利设施，便是"经水"与"落渠"，吸取了水利学中"经络"的

---

[20] 尤怡. 医学读书记[M]. 张亚峰，卢祥之，耿引循，等，校补，北京：人民军医出版社，2012.
[21] 张鸣钟. "脉乱"之我见[J]. 中医研究，2017，30（2）：80.
[22] 柴瑞震，陈业兴. 谈谈对"经络"考证的看法[J]. 河南中医，2013，33（10）：1610-1611.
[23] 侯为. 明清榆林城市人居环境营建经验研究[D]. 西安：西安建筑科技大学，2020.

理念，体现了中医学特有的象思维模式。人与自然界的和谐统一，构成了《黄帝内经》对人体认知的根本法则。

四、"脉"与"经""络"的关系

经和络与血脉容易相混，解读古医学文献时，应避免将"经"与"络"狭义理解为单一的"血脉"。《灵枢·经别》所述："人之合于天地道也，内有五脏，以应五音、五色、五时、五味、五位也；外有六腑，以应六律。六律建阴阳诸经而合之十二月、十二辰、十二节、十二经水、十二时、十二经脉者，此五脏六腑之所以应天道。"《黄帝内经》揭示了"建阴阳诸经"这一关键概念，描述了十二经的创建过程。由此得知，"经"并非人体内部自然生成的实体，而是古代医家在天人相应理论指导下，融合阴阳五行等哲学理论学说精心构建的理论工具。

第三节 经络学说的哲学渊源

中国古代的哲学思想对经络学说产生了很大影响。得益于这些深邃哲学理念，彼时日积月累的实践经验与零星散落的理论碎片逐渐从碎片化走向整合，从分散走向聚合，促使一个相对完备的医学理论架构诞生。

一、天人相应与经络学说

中医学的发展融入了中华传统哲学中"天人相应"的理念，这是古人认识世界的主要思维模式，认为人体与自然界有高度的通应性。天是指天地自然，人生活在自然界，人的形体特征、生理功能及生命过程的生、老、病、死无不是自然作用的结果。正如老子所说："人法地，地法天，天法道，道法自然。"我们的古人仰观天空，虽然繁星无数，但仔细观察可以辨别出星系；俯察于地，虽然河流纵横，但仔细观察江河湖海流注汇聚皆有定数，植物的根茎枝叶也无不存在着清晰的脉络分布。这种天人相应思维观念指导人们不断地总结归纳，发现了零散的关于经络穴位的现象，最终形成了系统、完整的经络理论，如《灵枢·经水》曰："经脉十二者，外合于十二经水"，一年有十二个月，人就有十二条经脉。《素问·阴阳别论》曰："人有四经十二从……四经应四时，十二从应十二月，十二月应十二脉。"[24]所以说，经络学说的最终形成与古人"天人相应"的思维模式是分不开的。

再如标本、根结经络理论的构建，也受到"天人相应"思想的影响。标本、根结这四个字本意均是用于说明自然界中的树木结构。古人在劳作的过程中经过长年对树木结构的观察，以树木之根比作经络之起始，以树梢比作经络之扩散处，由此赋予了经络类似树木生长的生理特征。在取象比类思维方式的引领下，古代先贤将标本根结的理念融入人体构造。"根""本"位于手脚部位，而"标""结"则位于头部、腹部和胸部。《灵枢·卫气》

---

[24] 陈艳焦，袁玉，刘艳艳. 基于象思维的经络起源、构建及发展新探[J]. 中医药文化，2020，15（3）：46-52.

云:"足太阳之本,在跟以上五寸中,标在两络命门……足少阳之本,在窍阴之间,标在窗笼之前。"《灵枢·根结》云:"太阳根于至阴,结于命门……阳明根于厉兑,结于颡大……少阳根于窍阴,结于窗笼……太阴根于隐白,结于太仓。少阴根于涌泉,结于廉泉。厥阴根于大敦,结于玉英,络于膻中。"[25]在人类尚未直立行走前,手脚都会接触地面,手指和脚趾的形状与树根分叉的结构很像,四肢和身躯则像树干,脏腑、皮肤、毛发如同树上的叶子和果实。人体的经络系统就如树根一样,能够汲取水分及能量,并源源不断地供养着其他组织,经气流注循环往复,如环无端。

二、阴阳理论与经络学说

阴阳理论作为中医理论的基石,是古人洞察天地万象、阐释宇宙本质的哲学思想。阴阳学说的产生源于古人在生产、生活实践中对自然现象的观察,并从中抽象出高于这些现象的哲学观念。阴阳学说一直影响着经络理论的演变,主要表现在对经络命名和经络生理功能的影响。

1. 指导经络的命名

世间万物皆分阴阳,《素问·阴阳离合论》曰:"阴阳之变,其在人者,亦数之可数。"[26]人体可分阴阳,经络亦然。《素问·天元纪大论》曰:"阴阳之气各有多少,故名曰三阴三阳"[19],据此将阴脉与阳脉细分为三阴脉与三阳脉。阴脉可为三类:阴气最为充沛者称为太阴,阴气略少者称为少阴,而阴气最为微弱者则被称作厥阴。阳脉亦可分为三类,其中阳气最为充沛者为阳明,次之为太阳,阳气最弱者为少阳。三阴三阳依照其阴阳之气的盛衰形成了配属关系:阴阳之气最盛的太阴与阳明、阴阳之气稍弱的少阴与太阳、阴阳之气最弱的厥阴与少阳。

经络的名称是根据其在人体的循行部位来确定的,分布于肢体外侧的经络为阳经,分布于肢体内侧的经络为阴经。根据《素问·阴阳离合论》中的描述:"圣人南面而立,前曰广明,后曰太冲,太冲之地,名曰少阴;少阴之上,名曰太阳……中身而上,名曰广明;广明之下,名曰太阴,太阴之前,名曰阳明……厥阴之表,名曰少阳……外者为阳,内者为阴……太阴之后,名曰少阴……少阴之前,名曰厥阴。"[27]循行分布在阳明部位的经络为阳明经,循行分布在太阳部位的经络则为太阳经,其余经络亦然。《素问·金匮真言论》曰:"夫言人之阴阳,则外为阳,内为阴。言人身之阴阳,则背为阳,腹为阴。"[28]经络在肢体的手足内外侧均有分布,因此根据其循行部位阴阳之气的不同,将身体划分为十二部,每条经络根据分布位置的阴阳之气多少来命名。

经络虽然是一个独立的体系,但是在功能上与五脏六腑、肌肉关节等结构都有十分密切的关系。《灵枢·海论》曰:"夫十二经脉者,内属于腑脏,外络于肢节。"在十二经络的

---

[25] 王鸿谟. 关于经脉起止走向规律的探讨[J]. 中国针灸, 2003, 23 (9): 39-41.
[26] 叶庆莲. 阴阳理论与《内经》十二经脉命名初探[J]. 河南中医, 2007, 27 (3): 14-16.
[27] 许溪彬, 袁海宁, 田露, 等. 三阴三阳开阖枢理论的诠释与应用进展[J]. 光明中医, 2023, 38 (16): 3109-3112.
[28] 苏妆. 《黄帝内经》腧穴理论的发生学研究[D]. 沈阳: 辽宁中医药大学, 2013.

命名皆缀以其所络属的脏腑名称，因此经络的命名还需考虑其连属脏腑的阴阳平衡。

首先，要考虑经络系统整体的阴阳平衡。十二条经络彼此间有条不紊地相连，起始于手太阴肺经，终结于足厥阴肝经。依据阴阳二气从盛至衰的流转规律确立经络的名称，经气周流不息，输布气血，滋养机体各部，以此实现整体阴阳平衡。

其次，需考虑手足经络分布的阴阳平衡。在十二正经中，手部的三条阴经与三条阳经分布在上肢，而足部的三条阴经与三条阳经则分布在下肢。阴经沿手足的内侧运行，阳经则循行于手足的外侧。在足臂的同一侧面，经络的顺序也根据其阴阳二气的盛衰而确定。阳气最旺者居前，次之者垫后，最微者则处中。如四肢的外侧，阳明经在最前面，太阳经分布在最后，而阳气最弱的少阳经在二者中间。同时，四肢的内外侧进一步划分为前、中、后三个区域，其中阴气最为充沛的太阴经与阳气最为充沛的阳明经相互对应。少阴与太阳、厥阴与少阳也按阴阳之气的充沛程度相对应，由此实现表里相对，阴阳调和。

最后，需考虑其络属脏腑的阴阳属性。根据中医基础理论，五脏属阴而六腑属阳，故而，在十二经络与脏腑的配属中，阴经络属五脏，阳经络属六腑。而五脏又以膈为分界线，膈上分布肺、心、心包，与手部经络联系；膈下分布肝、脾、肾，与足部经络联系，阳经的命名则根据手足阴阳相表里的原则而确定。

2. 阐释经络的生理功能

《灵枢·根结》记载："太阳为开，阳明为合，少阳为枢"；"太阴为开，厥阴为阖，少阴为枢。"[8] "开、阖、枢"是人体三阴三阳的气化模式，也是对经络生理特性的描绘，可概述十二经络中不同经络功能上的异同。在气化过程中，太阴与太阳被视作"开"，象征着经气向上及向外的流动。阳明、厥阴属"阖"，象征经气趋向沉降收敛。少阴、少阳称"枢"，用以调节经络气血之纵横内外流动。"开、阖、枢"的流转揭示了六经经气之循环往复，生动勾勒出十二经络生理机能，阐释了三阴三阳经络间阴阳平衡的重要性。

三、五行理论与经络学说

五行理论在中国传统哲学体系中占据重要地位，其影响涵盖古代文化、科学、政治及医学等多个领域。在构建针灸学理论框架的过程中，五行理念同样扮演着不可或缺的角色，用以解释经络生理病理现象并指导临床治疗。

1. 阐释经络生理特征和病理变化

《黄帝内经》之前的古籍主要记载了十一脉的名称和循行路线等内容，偶有十二经脉相关记录但并未明确经络与脏腑的络属关系。发展至《黄帝内经》，经络的数量从十一条增加至十二条，并且手足三阴三阳经的相互对应关系也逐步确立。《黄帝内经》运用五行理论，将脏腑与经络紧密相连，奠定了针灸学理论的基础；运用五行理论相生相克、相乘相侮的制约关系解释脏腑功能、人体生理机能及病理变化，阐述了经络表里对应的关系，并揭示了经脉与脏腑之间的络属关系。经络与脏腑之间借助五行理论构筑起纽带，彼此在功能结构上紧密相连。正因为经络和脏腑之间的配属关系，我们可根据脏腑的五行特性推断十二经络的五行归属，即经络的五行属性与之对应的脏腑相同。《素问》曰："木生酸，酸生肝；

火生苦，苦生心；土生甘，甘生脾；金生辛，辛生肺；水生咸，咸生肾。"[29]五脏六腑通过经络形成相互表里的关系，因此我们能够得知肝经、胆经属木，心经、小肠经属火，脾经、胃经属土，肺经、大肠经属金，肾经、膀胱经属水。

古人根据五行理论将四时与经络的气血运行规律相对应，用来解释违背四时变化而导致经络出现异常的原因。如《素问·四时刺逆从论》曰："是故春气在经脉，夏气在孙络，长夏气在肌肉，秋气在皮肤，冬气在骨髓中。帝曰：余愿闻其故？岐伯曰：春者，天气始开，地气始泄，冻解冰释，水行经通，故人气在脉。夏者，经满气溢，入孙络受血，皮肤充实。长夏者，经络皆盛，内溢肌中。秋者，天气始收，腠理闭塞，皮肤引急。冬者盖藏，血气在中，内著骨髓，通于五脏。是故邪气者，常随四时之气血而入客也，至其变化不可为度，然必从其经气，辟除其邪，除其邪则乱气不生。"《灵枢·五乱》曰："黄帝曰：经脉十二者，别为五行，分为四时，何失而乱？何得而治？岐伯曰：五行有序，四时有分，相顺则治，相逆则乱。"[30]

2. 指导临床治疗

在针灸治法和针灸治未病中同样体现了五行理论。《难经·六十九难》中阐述："虚则补其母，实则泻其子[10]"，凡因他脏他经传变而病者，取母经或子经的腧穴治疗。五行生克规律为经络治疗方法提供了理论依据。针灸疗法借助五行相生相克的原理来指导穴位的选择及确立针灸的补泻手法[31]。其既可以通过调节本经的虚实来治疗所络属脏腑的疾病，又可以根据脏腑间五行相乘相侮的关系对其他器官做到未病先防，已病防传变，从而起到预防的效果。譬如，手少阴心经发生病变，根据其五行属火，若为实证则泻其子经——足太阴脾经，若呈虚证则应补其母经——足厥阴肝经。

四、数术理论与经络学说

数术，亦名术数。数，是指诸如一、二、三、四、五、六、七、八、九等基本数字，古人深信其中蕴含玄机，这些数字背后隐匿着深邃莫测的奥秘，潜藏着万物运转法则及宇宙本源的秘密。数术的根源可追溯至河图与洛书，这两幅由数目字构成的神秘图符，被视作古人对世间天地及宇宙万物的深邃洞察，同时也是易经思想的起源。《周易·系辞》中说："参伍以变，错综其数，通其变，遂成天地之文，极其数，遂定天下之象。"[32]借助数字的奇偶特性及其多样化排列组合，能够洞察事物与现象的衍生及其变化规律。古代医家巧妙地将数术与人体相融合，借助神秘的数字来阐释天人之间的和谐关系及生命的奥秘。

---

[29] 范磊. 稷下学宫黄老、阴阳家思想与中医理论体系形成的相关性研究[D]. 济南：山东中医药大学，2006.
[30] 胡秀武. 针灸学中五行学说源流及应用研究[D]. 长春：长春中医药大学，2013.
[31] 许继宗，乔宪春，石玉君，等. 复原《黄帝内经》五音疗病体系的必要性与可行性[J]. 世界中西医结合杂志，2011，6（5）：375-376，392.
[32] 卓廉士. 数术：传统中医理论的重要架构[J]. 中国中医基础医学杂志，2011，17（1）：42-44.

1. 经络数目的演变

古人对经络数量的理解经历了逐步演化和变迁。马王堆出土的帛书《足臂十一脉灸经》《阴阳十一脉灸经》和张家山出土的《脉书》，均明确记录了十一条经脉的存在。《黄帝内经》的诸多篇章亦对此有所描述，具体为五条阴脉与六条阳脉。在春秋时期，古人推崇"天六地五"这一理念，将经络数目定为"十一"可能就与其相关。如《国语·周语》云："天六地五，数之常也。"[33]古籍中记载的十一条经脉，其数目的确立就与古人对"天六地五"的崇拜密切相关。

（1）十一脉与"天六地五"

十一脉，即十二经脉中除去手厥阴心包经的其余十一条经络。这一概念最早出现于《足臂十一脉灸经》《阴阳十一脉灸经》和《脉书》等古籍，其分类涵盖阴阳及足臂两大类别。《足臂十一脉灸经》，撰成于公元前168年以前，是现存最早的经络专著[34]。这些古籍详述了足太阳、足少阳、足阳明、足少阴、足太阴、足厥阴、臂太阴、臂少阴、臂太阳、臂少阳、臂阳明等脉络的循行路线[35]，这些脉络的循行均呈现出从四肢远端向躯干核心或头面部汇聚的趋势，呈现出显著的向心性特征；其治病均用灸法，反映了早期经络学说之面貌。《阴阳十一脉灸经》记述足钜阳脉、足少阳脉、足阳明脉、肩脉、耳脉、齿脉、足太阴脉、足厥阴脉、足少阴脉、臂钜阳脉、臂少阴脉等十一脉循行路线及各脉之是动病、所生病[36]。《阴阳十一脉灸经》中记录的脉之循行方向较《足臂十一脉灸经》有所调整，肩脉由头部起始，经上肢外侧而止于手部；足太阴脉由少腹起始，经下肢内侧而止于足部的远心性方向，但脉与脉之间尚没有相互衔接之联系。

"天六地五"这对数字大约出现在春秋时期。《左传·昭公元年》曰："天有六气，降生五味，发为五色，徵为五声。"[37]"天六地五"或许源自干支体系，与古代历法紧密相连。《汉书·律历志》深入阐释道："《传》曰：天六地五，数之常也。天有六气，降生五味。夫五六者，天地之中合，而民所受以生也。故日有六甲，辰有五子，十一而天地之道毕，言终而复始。"[38]天干共有十位，地支则分十二支，早在殷商时代便已应用于日序记录，随后扩展至月份和年份的标记。天干地支组合六十次构成一个完整轮回，整个周期天干历经六轮更迭，地支则经历五轮交替，由此衍生出"天六地五"。"人之形体，化天数而成""求天数之微，莫若于人"，就是深受西汉大儒董仲舒《春秋繁露》思想之影响。"天六地五"的思想影响着古代医家对经络系统的第一次整合。在他们看来，人体由自然孕育而成，其内在结构必须与天数相契合，故而人体之经脉，理应包含六条阳脉与五条阴脉。

（2）从"十一脉"到"十二经"的演变

受"天六地五"学说影响，早期医学著作《足臂十一脉灸经》《阴阳十一脉灸经》及《脉

---

[33] 王莹莹，杨金生. 论古代经络学说的文化内涵[J]. 医学与哲学（人文社会医学版），2010，31（2）：63-65，79.

[34] 丁海斌，杨晴晴. 中国古代医药档案遗存及其科学文化价值研究[J]. 档案管理，2009，（5）：15-18.

[35] 冯文战，张传涛，王幸栓. 基于汉以前中医古籍探讨针、灸疗法及其在仲景学术思想中的应用[J]. 河南中医，2019，39（12）：1789-1791.

[36] 朱蓉蓉，张如青，李海峰. 出土简帛中有关五官科病症的研究概述[J]. 中医文献杂志，2022，40（5）：6-10.

[37] 刘清. 经络概念及其基础理论溯源[D]. 哈尔滨：黑龙江中医药大学，2017.

[38] 邢玉瑞. 经络学说的建构与古代神秘数字[J]. 江西中医学院学报，2006，18（1）：24-25.

书》都记载了人体有十一条脉，尽管版本不尽相同，但记载的内容大体一致，略有相异，而"天之十二"学说将经脉之数由十一发展为十二。继十一脉理论之后，十二经脉体系的建立标志着经脉理论的再度整合。《灵枢·经脉》堪称其集大成之作，将经络数目确立为十二，既是为了契合三阴三阳的模式来构建经络体系，又是源于古人对"十二"这一数字的信仰及其"天人合一"的哲学思想。

到了秦汉时期，人们开始推崇"天之大数"十二，如《左传·哀公七年》中描述："周之王也，制礼，上物不过十二，以为天之大数也。"《灵枢·经别》中论道："阴阳诸经而合之十二月、十二辰、十二节、十二经水、十二时、十二经脉者，此五脏六腑之所以应天道。"[30]由此可见，在十二经络理论的构建过程中，古代医家显然深受数字信仰的影响。将经络数目定为"十二"旨在与一年中的十二个月相呼应。此外，十二经络的数目还与十二经水相对应，将经络中运行的气血比拟作自然界的潺潺流水。

经络的数量从十一条扩展至十二条，其影响远非单纯增添一条脉络。十二条经络理念的确立，彰显了古人思维模式的进步和成熟。手足经脉的数量都变为六条，而且按三阴三阳命名，从而将手足经脉联系在一起，形成一个完整的经络体系。再将十二经脉通过络属关系与五脏六腑相联系，使经脉可以沟通上下内外，调整气血阴阳。

2. 数术理论与经脉长度

三、五两个数字是数术理论的基数，《史记·天官书》曰："为天数者，必通三五"，《汉书·律历志》说："数者……始于一而三之……而五数备矣……故三五相包而生……太极运三辰五星于上，而元气转三统五行于下。"[39]古人相信"三五"这个神秘的数字蕴含了宇宙的至数，三的倍数也被古人用作常数，如三的二倍六，三倍九，它们因为是三的倍数也备受关注，被认为是天人联系的纽带。

"三五之道"也在古代医籍中经常出现。例如，三阴、三阳；其倍数又可演绎为六气、六腑、六经、九针，进而扩展至十二经脉、十二时、十二月等。而与五相关的数字包括五脏、五色、五音、五官等，其倍数衍生出二十五阳、二十五腧、三百六十五节等。

《灵枢·脉度》中记载的经络长度："手之六阳，从手至头，长五尺，五六三丈；手之六阴，从手至胸中，三尺五寸，三六一丈八尺，五六三尺，合二丈一尺；足之六阳，从足上至头，八尺，六八四丈八尺；足之六阴，从足至胸中，六尺五寸，六六三丈六尺，五六三尺，合三丈九尺。跷脉从足至目，七尺五寸，二七一丈四尺，二五一尺，合一丈五尺。督脉任脉各四尺五寸，二四八尺，二五一尺，合九尺。凡都合一十六丈二尺，此气之大经隧也。"[40]古人构建与运用度量衡体系时，首要考量其是否契合自然法则，即借助度量衡中的"数"构建一套感应体系，以维系与自然法则的和谐同步，该理念在阐释经络长度问题上展现得淋漓尽致。

再来看各条经脉的长度，足阳经独遵古制定长八尺，余者皆为三五之倍，如每条手三阴经长度为三尺五寸、手三阳经长度为五尺。此外，手足阴阳经长度差值亦遵循三五及其

---

[39] 王鸿谟. 营气流注分析评价[J]. 中国针灸，2005，25（1）：53-56.
[40] 杨遗旗. 《汉语大词典》未录词语释证（二）[J]. 河池学院学报，2010，30（3）：50-54.

倍数的规律，比如手三阳经比手三阴经长一尺五寸，足三阳经比手三阳经长三尺，这些都符合"三五之道"的数术思想。

"天以六六之节，人以九九制会"，为了契合天数，经络的长度上采用了九九之度。据《灵枢·脉度》所记载，左右各有一条经络，总长度达十六丈二尺，单侧经络长八丈一尺，契合九九之数。督任两脉合计九尺，亦契合"九九制会"之数理。为体现天人合一的哲学思想，脏腑的生理功能、经脉的长度等生理参数，必须严格遵循九九之数的限制与规范。

3. 数术理论与营气流注

营气流注同样可以用数术理论进行解释。《灵枢·五十营》记载："天周二十八宿，宿三十六分，人气行一周，千八分。日行二十八宿，人经脉上下、左右、前后二十八脉，周身十六丈二尺，以应二十八宿。漏水下百刻，以分昼夜，故人一呼，脉再动，气行三寸，一吸，脉亦再动，气行三寸，呼吸定息，气行六寸。十息，气行六尺，日行二分。二百七十息，气行十六丈二尺，气行交通于中，一周于身，下水二刻，日行二十五分。五百四十息，气行再周于身，下水四刻，日行四十分。二千七百息，气行十周于身，下水二十刻，日行五宿二十分。一万三千五百息，气行五十营于身，水下百刻，日行二十八宿，漏水皆尽，脉终矣。所谓交通者，并行一数也，故五十营备，得尽天地之寿矣，凡行八百一十丈也。"[31]

经络全长共十六丈二尺，与二十八星宿相对应，这一记载与《灵枢·脉度》所述一致。宇宙循环，每星宿占据三十六分，遵循六六循环之律，然而人体须践行九九之序方能与苍穹星辰的轨迹和谐同步。九起于三，而三为生生不息之定数，"人一呼，脉再动，气行三寸，一吸，脉亦再动，气行三寸"[41]，气行自三起始，而后以三之倍数递增，一共五十营，契合三五之数理。营气循环一周共计二百七十次，恰契合三九之数。营气循环五十圈，总计行程八百一十丈，恰好契合九九之数。九九归一，象征数术之极，因而"得尽天地之寿矣"。因此得知，营气流注即营气运行的长度，与呼吸频率契合数术理论：总计呼吸一万三千五百次，营气循行达八百一十丈，符合"九九制会"。

第四节 取象天文地理，构建经络学说

天文地理是中国古代人类探索世界最实用的学科。天文学包括探索气象气候，以及气象气候对农耕和健康疾病的影响，是祖先编序立法的根据。地理学关系到人类的生存空间，对人类认识身体结构及病理生理变化有着重要的启示作用。

一、天文学与经络学说

古人通过对周围世界的想象、观察思考万物所依的空间，进而产生了古代的宇宙观。《老子》认为天地万物由"道"生成，道即宇宙的本原，并指出"道生一，一生二，二生三，

---

[41] 卓廉士. 从古代数术看经脉长度与营气流注[J]. 中国针灸，2008，28（8）：591-595.

三生万物"。早期天文学家受《易》学影响,认为"气"是构成宇宙的本原又演化为万物。这一理论也反映在中医理论中,产生了中医人体生命的"元气说"。受天文学中的日、月运动和日、月之象的影响,产生了阴阳学说,这种学说可以用来解释宇宙万物的变化规律,最终又成为中医了解人体、认识疾病的方法[42]。

经络学说与天文学的关系同样密切,古代天文学对经络学说的影响主要体现在经络数目的演变、经气流注顺序以及经络名称演变等方面。

1. 天文学对经络数量的影响

在《黄帝内经·灵枢》中,马王堆出土的古籍中所提及的"脉"一词演变为"经脉"或简化为"经",同时,经脉的数目亦由原本的十一条变至十二条。这一变化与天文学的影响紧密相连,揭示了古人对人体与宇宙间关联的深刻理解。

战国时代的文献中就已经记载了一种早期的天象观测工具,名为浑仪。通过运用该工具,能够对太阳、月亮以及金、木、水、火、土这五大行星的运行路径进行观察。依据观测数据,太阳环绕黄道一周的时间周期界定为365日,这便是所谓的回归年。而一个朔望月的时长约为29.53日,12个朔望月的时长大致等于354日,与回归年的365日相近。

在古人的观念中,人体与宇宙之间存在着一种奇妙的类比关系。在这种思维模式下,月亮的运动与人体经脉的流注相互关联,形成了十二条经脉。而太阳的运动,则与人体的腧穴相呼应,形成了365个穴位。帛书《十一脉灸经》中的经脉数量增加了一条手厥阴心包经,从而使得经脉总数达到十二条,与月亮的运动周期完美吻合。这一变化,体现了古代医学家们对人体与宇宙间微妙关系的深刻洞察与理解[43]。

2. 天文学与经气循行流注的演变

古人对天文学的研究也在一定程度上影响了经气流注次序的形成。在《十一脉灸经》中所描述的经脉运行路径单一性、向心性特征很明显,仅有两条背离此规律的经脉。然而到了《黄帝内经·灵枢》,经脉的流注发生改变,显现出六条经脉向心分布,另有六条经脉离心分布的情况,且各条经脉之间首尾相连。古代的宇宙观与天体运行的法则启示人们思考经脉之间相互连接的方式,由此构建起首尾相扣、周而复始的循环体系,此体系无始无终,恰似天体的运行循环往复[44]。

在战国时代,宣夜学派作为研究宇宙的重要流派提出了一种观点:宇宙无边无际,而太阳、月亮和繁星均依托一种被称为"常气"的力量,实现在宇宙中无拘无束的运转。《黄帝内经·灵枢》对人体经络的阐述是:"手之三阴,从脏走手;手之三阳,从手走头;足之三阳,从头走足;足之三阴,从足走腹。"这不仅是对人体经络走向的精辟总结,更在某种程度上与宣夜说中的宇宙观念不谋而合。双臂向天伸展,仿佛触碰到苍穹之巅,阳气顺脉络由顶至心,而阴气则由脚跟缓缓升腾,犹如宇宙间阴阳气息的流转轮回。自然界气的流

---

[42] 邹勇,刘济跃,田文. 五运六气入门专题系列讲座(四):五运六气的天文学和文化背景[J]. 中国中医药现代远程教育,2014,12(17):100-103.

[43] 张授尧,黄培冬,朱博文,等. 浅析我国古代天文理论对经络腧穴的影响[J]. 云南中医药大学学报,2023,46(1):4-8.

[44] 李广钧.《黄帝内经》论经络学说浅析(上)[J]. 北京中医,2006,26(11):659-663.

转遵循"阴升阳降"的准则，人体内的经络气血流动模式亦然：阳经中气血流注趋下，而阴经则气血流注趋上。这种对自然的洞察与体悟，不仅是对宇宙运行规律的深刻理解，更是对生命科学的独到诠释。

当古人凝视浩渺的星空时，他们发现了宇宙间一个不朽的奥秘：日月皆在持续不断地围绕地球做周日与周年的运动。这种宏大的循环模式，不禁令他们联想到人体内部的经络系统。于是，他们大胆地设想出，十二经脉如同日月星辰，亦在人体内部首尾相接，环绕流转，形成一股经气，恒久不息，如同"循环无端"的宇宙规律。在这一框架下，他们精心构建了气血在十二经脉中的流转次序：始于手太阴，流经手阳明，直至足厥阴，再回归手太阴，周而复始，循环往复。这种设计，无疑是对宇宙与人体相互呼应的完美诠释。

3. 天文学与经络命名

《黄帝内经》时代，十二经脉的形成标志着人体经络理论的完善。依据天文历法确立的三阴与三阳的名称，与天球之上黄道坐标系的设定紧密相连，受太阳与月亮移动的周期规律影响。

自然界的阴阳转换直接影响到人体经络中气血的盈亏。古人以气候变化为基础，把黄道划为不同的节点系统，这些节点又名"气位"，将黄道划分为六节，即厥阴、少阴、太阴、少阳、阳明、太阳六节气位，从而形成三阴三阳，它既表示一年之中各季节阴阳之气多少的不同，又可表示十二月中日地阴阳消长在年周期变化基础上的摆动。前者以天球黄道上的丑正为始，沿黄道将周天360度按厥阴、少阴、少阳、太阴、阳明、太阳之序划分为六节，以示一年中阴阳消长的变化；后者以冬至和夏至点为界线，沿天球赤道将周天划为两半，自冬至点到夏至点，180度内按子少阴、丑太阴、寅少阳、卯阳明、辰太阳、巳厥阴之次排列三阴三阳，自夏至点到冬至点，180度内，按午少阴、未太阴、申少阳、酉阳明、戌太阳、亥厥阴之次，再排列一次三阴三阳，以示月亮运动对日地阴阳消长的影响，正如《素问·六节藏象论》所云"天以六六为节"[45]。

人体经脉类比于天球，将人体划分为手经和足经，同时地平圈则代表着环脐一周的带脉。带脉中存在一个名为天枢的穴位，象征着天地之间的关键。在阴阳学说的指导下，手臂的经络分为太阴、少阴及厥阴，而下肢经络则分为太阳、少阳与阳明，共同构建起涵盖十二经络的三阴三阳结构体系。由于自然气候的变化，人体经脉中的阴阳气血也随之调整。三阴三阳的名称来源于阴阳之气各自的多少，如同日的阴阳交替一样。这种阴阳变化不仅体现在自然界中，也反映在人体经脉的运行中。每条经脉的阴阳气血都有独特的作用，维持着人体的平衡和运行。

二、地理学与经络学说

远古时期人类通过认识自身的生存环境来获取地理知识。"择其山水地势之宜而居"是人类早期主观能动地利用地理服务于自身的生产和生活的体现。中国古代地理学的产生和发展，与中华民族的思维方式、文化背景相适应，从而形成了具有东方特色的地理观念。

---

[45] 陈德成. 中国古代天文学对经络学说形成的影响[J]. 中国针灸，1997，17（9）：567-568.

水是生命之源，对人类历史的发展有着深远的影响。黄河和长江是中华民族的母亲河，孕育了中华传统文化。古代医家将人体与自然界水联系起来，创立了经络理论，将观察自然界水的特点运用到了人体的经络认知中。这种思维模式植根于中华传统文化，贯穿于经络理论的形成和发展过程中。古人不仅参照大自然界的"水"来构建经络，还用以阐释经络的生理特征和病理变化，并指导临床治疗。

1. "水"与十二经脉

"地有十二经水，人有十二经脉。"《黄帝内经·灵枢》暗示了经络的起源：古人游历山川河流，记录了"十二经水"的地理位置和水流特点，以此类比了人体十二经络。小溪流入河流汇集形成大江大河最终注入大海，而人体经脉也是由络脉逐渐汇集形成十二正经，通过奇经八脉平衡调节气血，最终将其引向"四海"，形成了一个完整的经络系统。《灵枢·经水》中提到经水的大小、深浅、广狭、远近不同，这与人体五脏六腑的高下、大小、盛受水谷多少相对应[46]。《灵枢·经水》中列举了清水、渭水、海水、湖水、汝水、渑水、淮水、漯水、江水、河水、济水、漳水等十二条经水[9]，它们与经脉的命名是相互对应的。古代医家借用这些地理名称来命名人体的经脉，意味着经脉与河流有着共同的特性和规律，这种巧妙的类比，让人们更加深入地理解人体的生理结构和运行规律，为中医学的理论体系提供了有益的启示。通过认识经水，我们可以更好地认识和理解人体经脉的运行特点，为中医诊疗实践提供了重要的指导和依据。

"五脏六腑十二经水者，外有源泉而内有所禀，此皆由内外相贯，如环无端，人经亦然……故海以北者为阴，湖以北者为阴中之阴，漳以南者为阳，河以北至漳者为阳中之阴，漯以南至江者为阳中之太阳，此一隅之阴阳也，所以人与天地相参也。"古代医学经典《黄帝内经太素》中对十二经水的地理位置有详细的记载，如"清水出魏郡内黄县，南经清泉县，东北流入河也。"[46]清水发源于今河南安阳市，流经今河北馆陶县，最终流入黄河；"足太阳外合于清水，内属于膀胱"。如今，在地图上我们依然可以追溯到古代"十二经水"存在的痕迹。尽管部分河流由于历史原因沙土淤积，导致河道改变，但总体流向和流域基本保持不变，这实际上证明了"经脉十二者，外合于十二经水"理论的正确性。从这些古老的河流中，我们可以看到针灸学与自然环境之间微妙的联系，通过对这些古老的"经水"系统的研究，我们可以更好地理解古代医家创造十二经络的过程，为针灸学的学习提供更为深刻的思考。

2. "水"与奇经八脉

古人在构建奇经八脉的过程中也参照了大自然中的"水"。古代地理学有"八极""八寅""八纮"等说法，如《淮南子·地形训》云："九州之外，乃有八殥……八殥之外，而有八纮……八纮之外，乃有八极。"[9]只创造"十二经水"并不能覆盖身体全部区域，身体其余地域也需要"经水"运行。根据天人相应的原则，"人"与"水"相似，十二正经之外的部位也需要有经脉循行，因此古代医家以"八"为基础创造了奇经八脉。古代医学家形象地比喻十二正经如同沟渠，奇经八脉则如同湖泽，当沟渠水已经饱和时，便会溢出并流

---

[46] 陈晓薇，刘玉良.《灵枢》十二经水理论探微[J]. 浙江中医药大学学报，2022，46（3）：271-275.

向湖泽。如此可知，奇经八脉在循行上补充了十二正经的不足，主要分布在十二正经没有覆盖的区域。因此，奇经八脉的主要功能是调节十二正经气血，使气血在人体内流动更加顺畅，维持身体的正常运转。

3. "水"与经络的功能特点

十二经脉虽独立，但气血相通，阴阳经在头部脚部相互连接，阴经与阳经则在中焦汇集。这种联系遵循一定规律，和十二经水最终汇入大海的过程类似。经脉系统如同大自然中的河流，最终汇聚成大海，对于人体来说，保持经脉通畅运行，就如同河流顺畅流向大海一样，对身体健康至关重要。

每条河流都有其独特的属性，如大小、深浅、广狭、远近，这些属性各不相同。同样，人体十二经脉中的气血含量也各不相同，这直接影响着经脉的病理表现和治疗方法。比如，阳明经气血充足，因此阳明病常表现为高热、大汗、口渴等症状，治疗多采用清泻法。古代医生受检测技术限制，难以探查人体内部结构及气血运行的情况，他们运用取象比类的思维模式，根据不同河流的水深、地理位置及清浊程度等特点来推测经络的气血，各条经脉因为气血含量的差异，会表现出不同的生理特征。而经络气血异常时，不同的经脉也会出现不同的病理变化，通过辨别经脉的状况可以确定疾病的位置和性质，进而选择合适的治疗方法。经脉疗法的基础是深入了解不同经络的特性，包括气血含量、病理表现以及治疗方法。通过类比河流和经络，古代医者能够初步推测出不同经络的气血情况，进而采取相应的治疗方法。

4. "水"对针灸临床的指导作用

（1）**经络诊断**：经络诊断在针灸学中扮演着重要的角色。类似于自然界中江河发生异常变化预示灾害的到来，人体经络系统在疾病暴发前或发病时也会出现一系列病理性变化。这种变化可以表现为结节、异常的凹陷或隆起、压痛点等症状。如《素问·离合真邪论》所说："邪之入于脉也，寒则血凝泣，暑则气淖泽，虚邪因而入客。"[47]以"水"作类比，将病邪进入经络比作风搅动经水，水波起伏不定，从而能够判断病邪的强弱。《标幽赋》中说："观部分而知经络之虚实，视沉浮而辨脏腑之寒温。"[48]因此，历代医家对经络诊查都极为重视。通过观察经络的状态，医者可以判断病情的轻重缓急，从而制定相应的治疗方案。因此，经络诊断在中医治疗中具有不可替代的重要性，可以帮助医生发现病情，指导治疗方案，提高治疗效果。

（2）**治疗方法**：古代人们深知水与生产生活的紧密联系，水源充盈、河道畅通是保障万物生长的基础，水源枯竭或者堵塞则会引发自然灾害。人体经络气血运行情况同样可以和大自然中水流运行类比，血液流通良好，小经络得以满溢，进而流向主要络脉，再分布到经脉，阴阳平衡后，气血流畅，体内经络也顺畅无阻。经络阻塞也会导致疾病的发生，因此治理河道的方法也可以运用在针灸治疗中，采用"以通为用"的治疗原则，祛除邪气，

---

[47] 方满锦. 析论《黄帝内经》的天人合一[J]. 忻州师范学院学报，2017, 33（1）：1-6.

[48] 彭晨习，陈家旭，宋美芳，等. 补充证候生物学研究之初探虚特症[J]. 世界科学技术-中医药现代化，2018, 20（11）：1950-1953.

疏通气血，以达到治疗疾病的效果。

（3）**预防疾病**：多年来饱受水患困扰的人们修建了水利工程以防治江河泛滥，这不仅能够减灾防患，还能提高水资源的利用率。与之相对应，作为中医学的一部分，针灸学也有着"治未病"的理念，即在健康时期通过针灸刺激来增强身体抗病能力，预防疾病的发生和发展，从而提高生命质量。这种独特的针灸治疗方式体现了中医"圣人不治已病治未病"的理念。在现代社会，随着生活节奏的加快和环境污染的加剧，疾病的发生率也日益升高。因此，加强预防意识，采取积极的措施预防疾病显得尤为重要。

第五节　干支历法与经络流注

干支，是中国古代重要的时间计量系统，由天干和地支组合而成，用于纪年、纪月、纪日、纪时，也可以用来纪方位。根据天象变化的规律制定历法来判断气候变化和预测季节的到来。天干地支被视作运气学推演气运规律的符号，古代医家通过干支组合推测各年气候和疾病变化，并探讨气候和疾病变化对人体生理健康的影响。甲、乙、丙、丁、戊、己、庚、辛、壬、癸合称"天干"[49]，最初用来纪日，因为日为阳，阳是天的象征，所以称为"天干"。天干的顺序不仅代表着数字顺序，更包含着万物生成、成长、繁荣、衰老、死亡和再生的含义。十二地支又称十二支，是中国古代用来记录时间和方位等的一种符号系统，十二地支依次为：子、丑、寅、卯、辰、巳、午、未、申、酉、戌、亥。在古代，十二地支广泛应用于天文、历法、农业、中医等诸多领域，是中国传统文化的重要组成部分，对人们的生产生活和思维方式产生了深远影响。十天干和十二地支合称为干支系统，干支系统的历法应用背后有着深厚的文化内涵，承载着古代人对自然规律和时间流转的认知与理解。

我国古代哲学认为，循环往复是道的运动形式，也是一切事物运动变化的基本规律。经脉体系的创立自然也将"合于天道"作为遵循的基本构架，人体经脉体系的运行规律应与日月、星辰循环往复的周天运动相一致，所以"流行不止，环周不休"才为人体正常的生理。干支历法影响着经络的流注顺序，并对针灸临床治疗起到了指导作用。

一、经气流注与十二时辰

根据天人相应的哲学思想，人体的十二经区对应着天球的十二经区，天球这十二个经区按照每日和每年的规律性运动，推动着每日十二个时辰和每年二十四个节气的变化，人体十二经气血变化亦然。

人体内的气血沿着经络循环往复地流动，依照特定的顺序在固定时刻流转至下一条经络，形成了经络系统中气血的输布规律。类似于地球或天体上的时区划分，人体同样存在着与之相应的十二个或二十四个时区。如同地球上的时区界限由经度划分，人体内的时区界限亦由十二条经络来确定。地球在自转和公转过程中，各地所接收到的太阳能量在一天

---

[49] 邹远航. 公元纪年如何转化为干支纪年[J]. 考试（高考文科版），2012，（9）：49.

二十四小时内呈现出十二个不同的强度等级。这就表明，每个地区在一天之内，都会经历按照十二个能量等级划分的时区变化。这些时区的分界虽然无法被肉眼辨识，但作为能量差异的界线确实存在。

周日和地球上的赤道面与黄道面的行进轨迹保持一致，因此，人体的周日气血流动与十二经的运作模式相吻合。比如，在子夜时分，胆经的气血流动达到顶峰；到了丑时，肝经活力最为旺盛；寅时为肺经；卯时为大肠经；辰时为胃经；巳时又回到脾部；到了中午，心经的活力达到高峰；未时则是小肠经最为活跃；申时为膀胱经；酉时为肾经；戌时是心包经；亥时则是三焦。十二条经络的气血如此轮流交替，最终完成一周的气血循环，这个过程就是我们所说的"周天"或"子午流注"，它描述了从子时的胆经到午时的心经，再从午时的心经返回子时的胆经，气血在日夜之间循环往复的过程。

人体内的气血流动，起源于凌晨寅时的手太阴肺经，遵循一定的路径周而复始：即"手太阴肺经→手阳明大肠经→足阳明胃经→足太阴脾经→手少阴心经→手太阳小肠经→足太阳膀胱经→足少阴肾经→手厥阴心包经→手少阳三焦经→足少阳胆经→足厥阴肝经"[50]。每天的寅时（3～5点），气血从中焦出发，注入肺经，此时肺经的经气最为充沛，从中府穴流入，至少商穴结束，随后由食指端传递至大肠经。到了卯时（5～7点），大肠经的经气达到顶峰，从商阳穴起始，至迎香穴结束，之后由鼻侧传入胃经；辰时（7～9点），胃经的气血最为充沛，始于承泣穴，止于厉兑穴，由足大趾内侧端转向脾经；到了9至11点的巳时，脾经的气血达到顶峰，起始于隐白穴，终止于大包穴，从心脏处相接，进而输送到心经；中午11～13点的午时，心经的气血最为旺盛，起点在极泉穴，终点在少冲穴，由手小指端传递至小肠经；下午13～15点的未时，小肠经的气血最为旺盛，起点为少泽穴，终点为听宫穴，从眼睛内侧角转向膀胱经；而在15～17点的申时，膀胱经的气血最为旺盛，起点始于睛明穴，终点至于至阴穴，由足小趾端传入肾经；酉时（17～19时），肾经的气血达到顶峰，从涌泉起始，穿过俞府，于胸腔交汇，进而汇入心包经之中；戌时（19～21时），心包经的精力充沛，由天池起始，直至中冲，于环指尖传递，续而流入三焦经；亥时（21～23时），三焦经的经气盛极一时，由关冲起，至耳门止，于眼角外侧相接，随后注入胆经；子时（23～1时），胆经的经气最为旺盛，从瞳子髎开始，至足窍阴结束，在足大趾外侧相接，进而导入肝经；丑时（1～3时），肝经的经气达到高潮，自大敦起始，至期门结束，于肺部内侧相会，最终回流至肺经，循环往复，日夜不息，如环无端[51]。

二、经络流注次序与针灸临床应用

1. 说明生理病理现象

人类与自然是密切关联、不断变化的整体。中医学认为，四季交替的气候变化对人体的健康有着重要影响。人体的脏腑、经络、气血、阴阳都受着自然环境的影响，气候的变

---

[50] 卓廉士. 论经脉体系之理论构建[J]. 时珍国医国药, 2010, 21 (12): 3364-3366.
[51] 张红林. 试论经脉的流注与时间的关系[J]. 首都医药, 2012, 19 (20): 46.

化是人类生存的基本条件。人体的生理和病理情况受时间因素的影响很大。例如，病情多半会随着一天中的时间变化而有所波动，早晨较轻，中午开始加重，到了晚上则更加严重。有些人的疾病发作有明显的时间特征，比如失眠的患者可能在凌晨 1 点或 3 点再次醒来难以入睡。这些现象与人体气血的运行状态有关。在不同的时间段，气血运行到不同的经络，直接影响着人体的生理和病理状态。人体的生命活动始终依赖于自然环境，只有顺应自然变化，及时调整身体状态，才能保持健康。

在对应的时辰里，特定的经络应当处于气血充沛的状态，一旦该经络的气血供应不足，便会产生特定的病理反应。若人体每日定时出现病症，便可根据其发作时间，判断疾病所在的经络。在中医理论中，可以通过观察经络在不同时辰的盛衰变化，来针对性地调养气血，从而起到防病保健的作用。譬如，在子时胆经处于最为旺盛的状态，若人们能在子时之前就寝，有助于胆经完成代谢，进而保持头脑清醒、肌肤红润。相反若常常在子时后才休息，便可能导致肤色暗淡、眼圈发黑等症状。

2. 指导针灸临床治疗

根据十二经络气血的流注顺序，医生可以在辨别病位在哪条经的基础上，选择适当的时间进行治疗。例如对于心经和脾经等易于按时治疗的经络，在对应的时间下针可以起到更好的治疗效果。对于实证，应在经气旺盛时选取子穴下针施以泻法，迅速驱除邪气以加快痊愈速度；而对于虚证，则应在相应的时间选取母穴下针，采用补法进行治疗。

身体的外部表现与内在脏腑的状态息息相关，脏腑经络的气血流注顺序和十二时辰的相应关系，对于诊断疾病有至关重要的作用。当脏腑功能正常时，气血流畅，病理症状不易出现；而一旦某一脏腑发生疾病，气血流通受到影响，通常在某一确定的时间段出现症状。依据患者反复出现症状的特定时间，参照十二经络与地支的对应时段，便能更精准地判断病变所在的脏腑。确定病位之后，再根据八纲进一步选择穴位进行针灸治疗。例如，疾病在子夜或丑时发作，尽管在这些时刻实施针灸治疗有所不便，但通过发病时间可以初步推断病位在肝、胆经，后续医生可以选择主要病变的经络或其表里经，或者根据"实则泻其子，虚则补其母"的原则，选择对应的母穴、子穴，以及相关联的穴位进行治疗。

3. 指导养生防病

节气导引法是一套独特的养生方法，是以二十四节气的变化为依据，同时紧密结合人体气血的运行规律，而精心设计的二十四势导引法，是经过古人对自然与人体长期深入观察、研究得出的智慧结晶。古人深知人体经络系统如同一个复杂而精密的网络，遍布全身，气血在经络中循环流动，维持着人体的正常生理功能。于是，他们巧妙地将四时节气与人体经络经气流注顺序相匹配。每一个节气都有其独特的气候特点和能量变化，而人体的经络在不同的节气、不同的时辰也有着不同的状态。

练功时，人们需要在不同的节气、不同的时辰习练与之相应的导引势。这样当人们按照节气导引法的要求进行习练时，就能够疏导相应的经络。此外，节气导引法还具有防治疾病的功效。在不同的气候条件下，人体容易受到不同的外邪侵袭而产生疾病，也就是所谓的时疾。节气导引法能够针对不同气候下可能出现的时疾，提前调整人体的气血和脏腑功能，增强人体的抵抗力，从而达到预防疾病的目的；对于已经产生的疾病，也能够起到辅助治疗的作用，帮助人体恢复健康。

节气导引法强调了"应时行功"的重要性。它不仅仅是一种简单的身体运动方式，更是深植于中国传统文化之中的一种生活哲学。只有我们顺应四季更迭的自然规律，以及体内气血运行的自然节奏，才能确保我们的身心达到最佳状态。节气导引法将行功时间分为三个阶段：子丑时、丑寅时和寅卯时。这些时段分别对应子时（即深夜11点至凌晨1点）、丑时（凌晨1～3点）、寅时（3～5点）。通过选择相应的时段进行导引练习，可以有效地调和体内的阴阳平衡，促进气血的流通，增强体质，从而在一年四季变换中维持健康。

通过练习节气导引法，人们可以引导气血运行，还能通过呼吸导引来"行气"，同时配合意念的调整，主动地导引气机，以达到调节脏腑功能、增强体质、祛病延年的目的。它不仅是一种简单有效的养生保健手段，帮助人们预防疾病，更重要的是，它体现了中华民族对生命健康与和谐生活的深刻理解和追求。节气导引法的实践不仅限于日常锻炼，更是连接古今的文化桥梁，承载着中华民族生生不息的智慧和经验。

第四章 腧穴与文化

腧穴是人体脏腑经络之气输注于体表的特殊部位，它与中国文化的诸多方面都有着紧密联系，腧穴的内涵深深植根于中国传统文化的土壤中，在腧穴命名过程中体现了深厚的阴阳、五行、精气神、取象比类等传统哲学思想，了解腧穴蕴含的文化元素，将会给人们带来更深刻的启发与领悟。

第一节 腧穴命名与文化

腧穴的产生及发展大致经历了无定位、定位定名、系统分类三个阶段，是一个由相对粗略到相对精确的历史演变过程。远古时期，人们在生产生活和与疾病作斗争的过程中，偶然发现身体的某些部位受到刺激后，如被石头碰撞、荆棘刺伤等，身体原有的一些病痛症状会得到缓解。这是腧穴发现的最初萌芽阶段，人们还没有对这些部位进行明确的定位和命名，只是本能地知道刺激这些部位可能会有一定的治疗效果。到了春秋战国时期，医学理论开始逐渐形成，人们对人体的认识也不断深入。此时，对一些能够治疗疾病的特殊部位开始有了初步的定位。随着医学实践的不断丰富，人们对腧穴的认识也越来越精确，开始对各个腧穴进行命名。《黄帝内经》中记载了148个腧穴的位置和主治病症。天回镇老官山3号墓（M3）出土的一件木制髹漆人像，经有关专家考证后认为它与经脉穴位有关，并将此出土器物命名为"经穴髹漆人像"，经穴髹漆人像上用红白色描绘的腧穴点清晰可见的共有119个，包括双穴51个、单穴17个[52]。老官山汉简《刺数》中记载了40个针方，体例大致为"病症、部位（穴位）、刺激量"，是我国迄今为止发现的最早针刺方书，书中使用的腧穴名称用部位加经络的表述形式，是腧穴名称出现之前更为古老的一种表示腧穴的方式[53]。

《黄帝内经》时期，已出现腧穴专名化，腧穴的数量较老官山汉简增加了29个，且有归经的属性，腧穴的功能也有了明确的描述。"腧"，从肉从俞，古作俞，亦作输。"肉"指身体、肌肉。"俞"即空中木为舟也，古人挖空树木来做船，以作水上交通工具。因为

---

[52] 梁繁荣，曾芳，周兴兰，等. 成都老官山出土经穴髹漆人像初探[J]. 中国针灸，2015，35（1）：91-93.
[53] 中国科学技术协会，中国针灸学会. 中国针灸学学科史[M]. 北京：中国科学技术出版社，2021：19.

人们坐上船可以很快捷地到达彼岸，所以慢慢的"俞"就隐喻为"捷径"之意，后又加了一个肉字旁即"月"变成了"腧"，意为人体内的通道或捷径。"输"，本义为运送、转运，后引申为输者以其脉气之转输也。"穴"字的本义为岩洞，即指古人"所居之洞"，后引申为孔隙、空窍、凹陷处等。"输穴"同用，即喻指人体脏腑经气散发于体表、气血流注蓄积之处。

腧穴在《黄帝内经》中有"节""会""气穴""气府""骨空""溪谷""脉气所发"等不同称谓，这些词语形象地描述了腧穴的形态和功能。《说文解字》载"节，竹约也"，本义为竹节，引申为人体骨骼连接处；"会，合也"，孔颖达疏："谓二水汇合而同入此泽也"；"府，文书藏也"，本义为储藏财物或文书的地方，引申指事物或人物汇集之处；"空，窍也"，本义指孔，引申为空虚，内无所有。骨空，即骨孔，指周身骨节之孔穴；"溪谷"，小曰溪，大曰谷，本指自然界中山涧之流水道，引申说明溪谷乃人体中流通气血之道。综合以上腧穴的不同称谓，可以概括出《黄帝内经》时期已经形成较完备的腧穴概念，即腧穴是人体上的一些特殊部位，是"神气"游行出入的部位，是经络之气出入渗灌之所、脉气所发之处。在生理状态下，腧穴可以反映人体脏腑气血的盛衰；在病理状态下，腧穴为"邪气所聚"之处，即疾病的反应点，也是针灸施治之处。

后世关于腧穴的称谓虽有些许变化，如《针灸甲乙经》称"孔穴"，《太平圣惠方》称"穴道"，《铜人腧穴针灸图经》通称"腧穴"，《神灸经纶》则称作"穴位"[54]。但对于腧穴含义的理解，大多承袭于《黄帝内经》。

《素问·阴阳应象大论》云："气穴所发，各有处名"，孙思邈《千金翼方》云："凡诸孔穴，名不徒设，皆有深意。"腧穴的命名经历了漫长的发展历程，腧穴的名称体现了一定的历史背景并蕴含着丰富的文化内涵。

一、腧穴命名的发展

腧穴的定位定名经历了漫长的发展历程。通过考察出土文献及传世文献，早期腧穴的命名多以"部位+阴阳"的形式表达。如《天回医简·刺数》："癫疾，两辟（臂）、胻阳明、项钜阳各五。"《刺数》还记载："血龋：（龋）在上，两耳前少阳；在下，颊阳明各五。"此龋齿治疗用穴有二，治上齿龋之"耳前少阳"，治下齿龋之"颊阳明"，在《灵枢·寒热病》则载有与此治疗相对应的两个穴名，"角孙"与"大迎"[55]。再如《素问·长刺节论》载："病在少腹有积……刺侠脊两傍四椎间，刺两髂髎季胁肋间""病在少腹……刺少腹两股间，刺腰髁骨间。"文中并无确切的腧穴名称，而是以体表标志结合简单工具度量取穴，此方法较为简便和实用，延续了相当长的一段时间。随着医疗实践经验的积累，人们逐步明确了部分腧穴的部位和功效，腧穴的名称逐渐出现。《黄帝内经》中既有沿用上述"部位+阴阳"的方法指代腧穴，也有以具体位置指称腧穴的情形，同时也出现了穴位的专名。以"天柱穴"为例，在《灵枢·癫狂》中为"项太阳"，在《灵枢·本输》记载为"足太阳挟项大筋之中发际"，是以脉名和位置来描述的，而在《灵枢·寒热病》中出

---

[54] 沈雪勇，刘存志. 经络腧穴学[M]. 5版. 北京：中国中医药出版社，2021：18.
[55] 赵京生. 腧穴命名的演变：基于天回医简分析[J]. 中国针灸，2019，39（9）：1017-1020.

现了专名形式"天柱"。同时，在《黄帝内经》中还出现了阿是穴的雏形。如《灵枢·经筋》曰："以痛为输"，《素问·骨空论》曰："缺盆骨上切之如坚痛如筋者，灸之"，《灵枢·五邪》曰："以手疾按之，快然，乃刺之"，指出压痛点、指下有特殊感、按之有舒适感为定穴施治的依据。腧穴专名化的完成，在存世文献中以《针灸甲乙经》为界标；该书确定了349个腧穴名称，这些腧穴命名上穷天文、下极地理、宗阴阳五行之纲，以物类比，以形喻功，对针灸学的发展产生了深远的影响。后世的发展中，宋代王惟一的《铜人腧穴针灸图经》增至354穴，明代杨继洲《针灸大成》增至359穴，清代《医宗金鉴·刺灸心法要诀》定为361穴，现在国际标准的十四经穴即为361个，可见从汉代到现在十四经穴有极强的稳定性，基本没有发生太大的变化。

二、"取象比类"思想在腧穴命名中的应用

《说文解字》曰："象，长鼻牙，南越大兽。"本义为哺乳动物大象，逐渐引申出物象、意象等含义，包含有形之象和无形之象。这是古代先哲们经过对日常生活的细致观察而得出的概念，又通过"象"来解释世间万物及生活中的现象，进一步总结得出"取象思维"的概念。作为哲学概念的"象"首见于《老子》，其曰："道之为物，惟恍惟惚。惚兮恍兮，其中有象；恍兮惚兮，其中有物。"取象思维与中医学有着紧密的关系，《素问·五运大论》云："天地阴阳者，不以数推，以象之谓也。"又如《医说》云："古今论病，多取象比类。"中医学中的取象比类思维是取自然界的现象、生物的动象和社会中的现象以类比于人体，用来解释生理、病理、药理等。中医学的整个思维以"以象之谓"为基础，将取象比类的思维方式贯穿整个诊疗过程。

腧穴的命名也包含着取象比类的思想，是在对宇宙从天文、地理、生物形象的认识，以及人体的生理、病理、针灸治疗效果等方面系统观察的基础上总结形成的。大致分为以形象命名、以物象命名、以解剖部位命名、以疗效命名、以中医理论命名等几个方面。其中运用取象比类法，以事物形象特征命名的腧穴为多。具体可以自然地理的山水形象、天文星象、动植物形象、房屋建筑形象、道路通路、生活所需之物和人体动作等命名。正如清代程扶生《医经理解》所云："经曰：肉之大会为谷，小会为溪，谓经气会于孔穴，如水流之行而会于溪谷也。海，言其所归也。渊、泉，言其深也。狭者为沟、渎，浅者为池、渚也。市、府，言其所聚也。道、里，言其所由也。室、舍，言其所居也。门、户，言其所出入也。尊者为阙、堂，要会者为关、梁。丘、陵，言其骨肉之高起者也。髎，言其骨之空阔者也。俞，言其气之传输也。天以言乎其上，地以言乎其下也。"

1. 以自然地理山水形象命名

自然界之山水形象大致分为山、陵、丘、谷、海、泉、溪、池、泽、沟、渊、井等。以山形命名的腧穴，说明其位置应该处于人体肉骨关节相对高处，或是作用具有山之巅的气势。以陵形命名的腧穴，说明其位置处于人体肉骨隆起处，如在较高山丘之地，或有将气血精微凝聚之力。以丘形命名的腧穴，说明其位置处于中央凹、四方高之势，或为聚集水湿风气之地。以谷形命名的腧穴，说明其位置处于山洼无水之地。举例如下：

承山：在小腿后面正中，委中与昆仑之间，当伸直小腿或足跟上提时腓肠肌肌腹下出

现尖角凹陷处。承，承受，承担。山，指人身高大沉重如山。以承筋之凸，喻山岭之巅，此穴犹在山麓之夹谷，承山巅气势之下行也，故名承山。

大陵：在腕掌横纹的中点处，当掌长肌腱与桡侧腕屈肌腱之间。大，高大。陵，大阜，隆高之地。此穴在掌后高骨形如丘陵之下方也，故名大陵。

丘墟：在足外踝的前下方，当趾长伸肌腱的外侧凹陷处。墟，大丘也。本穴在外踝前下方之凹陷中，踝突如丘，踝前跗肉漫突如墟，故名丘墟。

合谷：在手背，第一、二掌骨间，当第二掌骨桡侧的中点处。合，会聚，交与。此穴在大指次指歧骨间凹陷中，两骨相合如谷也，故名合谷。

2. 以天文星象命名

古人仰观天文，俯察地理，以天文地理来比拟人体，在腧穴命名中，更是出现了大量与天文星象相关的名词。在腧穴命名中不乏见日、月、风、云、天、气、光、星等天象字眼。古代天文学把星空划分为不同的区域，称为星官或星宿，相当于现代的星座。根据《史记》记载，古代把星空分成了东官、南官、西官、北官、中官五个区域，三国时期吴国人陈卓，把星空划分为283官，共1465颗星，283官含三垣、二十八宿及其他星官。隋代以后，对于星空的区域划分已经基本固定下来，并且一直沿用到近代，即三垣四象二十八宿。星官的名称，用意在于标志天空中的星象，它所表达的内涵自然与天文学知识相关，但其命名却大多使用了人们日常生产生活中的事物或现象，包括社会组织、国家机构设置、房屋建筑、地理山川等，也有一些反映了古代哲学观念，这些星官的命名反过来对社会本身也产生了一定的作用[56]。

古代医家比拟天空中星宿的形状、作用来命名腧穴，如天柱、灵台、大陵、四渎、天枢、璇玑、紫宫、华盖、中极、太白、日月、四满、天宗、曲垣、天池、天泉等穴位名称都与天文星象有密切关系[57]。举例如下：

天柱：《穴名释义》中记载天柱属星座名，在紫微宫内。《神异经·中荒经》曰："昆仑之山，有铜柱焉，其高入天，所谓天柱也。"盖人之头位高而有天象，颈项似柱，以楹柱于头，此穴在项后大筋外廉，是处犹如擎天之柱，故名天柱。

天枢：《针灸穴名解》载："我国古代星家以北斗第一星位天枢，为天际群星之中心，主持天际各星运行之规律。"枢，即枢纽，司转输，清气达胃府，上通肺金，转浊气出肠部，故名之天枢。针刺此穴可以促使胸腹之气上下沟通，即顺应物性之自然也，天枢二字，即天道自然行运之代名词也，与穴名和星名相印证。

璇玑：《针灸穴名解》载："北斗第二星为璇，第三星为玑，北斗自转，璇玑随之，故测天文的仪器，名曰混天仪。仪上枢轴，亦名璇玑……本穴居胸腔上部，犹璇玑持衡……养生家以璇玑为喉骨环圆动转之象，文学家以璇玑为珠玉之别称，均喻其圆润光滑也……再考其所治诸症，为喉痹、咽肿、胸满涩痛等，是其功能富于滋润滑利，有通滞去瘀消肿之能，以治干涩枯燥之症。"

---

[56] 江晓原. 历史上的星占学[M]. 上海：上海科技教育出版社，1995.
[57] 关增建. 中国古代星官命名与社会[J]. 自然辩证法通讯，1992，14（6）：53-61.

3. 以动植物形象命名

有些腧穴定位之处与某些鸟禽、植物的形态相似，又或功效主治类似于某些鸟禽生活行动特点，故以此取象而命名，在腧穴命名中出现鱼、兔、犊、鸠、竹、禾等。举例如下。

鱼际：《医经理解》载："掌上白肉，其隆起者形有如鱼腹。脉行其际，故谓鱼际。"鱼，指大指后侧隆起之肉；际，边际。此穴位于手大指本节后侧赤白肉际相接隆起处，形似赤白鱼腹，故名鱼际。

伏兔：《针灸大成》载："膝上六寸起肉处，正跪坐而取之，以左右各三指按捺，上有肉起如兔之状。"《考工记》："车轴两端着轮之处，亦称伏兔。其处嵌镶铁键，取其耐磨。此铁键俗称车钏，亦以其处牢固不动，而得伏兔之名也。"此穴位于髀前膝上肌肉隆起处，当人跪坐之时腿足之气，冲至两膝以上，则两腿股直肌，肌肉绷急，推捏不动，形如兔状；又因动物中卧伏牢固者，莫过于兔，乃喻兔伏之性，非喻兔伏之形也，故名伏兔。

鸠尾：《素问·气府论》王冰注："鸠尾心前穴名也，其正当心蔽骨之端，言其骨垂下如鸠鸟尾形，故以为名也。"此穴定位在胸骨剑突下，肋骨分歧，如张两翼，剑突中垂，有如禽尾。内有胃府，胃为藏谷之所。因鸠鸟之尾常垂善蔽也，故不曰他鸟之尾，而以鸠鸟之尾者喻之。

攒竹：攒，聚集；竹，竹叶，形容眉毛如新竹之茂。此穴在眉内侧端，皱眉时此处好像竹叶聚集，故名攒竹。

口禾髎：禾，谷之苗；髎，孔隙也。此穴在鼻孔之下，口唇之上，人饮食米谷，啮咬食物则牵动此处，故名口禾髎。

4. 以房屋建筑取象命名

古时受自然灾害或战争等环境因素的影响，房屋建筑对人们的生存有着重要的作用，针刺人体的腧穴能够抵抗疾病，就犹如房屋建筑一样保护着身体的平安，因此房屋建筑便也成为腧穴命名的主要取象物之一。

在十四经腧穴中，有以库、屋、室、筑、廊、窗、营等建筑命的穴位，如：库房、屋翳、志室、筑宾、步廊、目窗、正营等；有以"柱"字命名的穴位：天柱和身柱等；有以"堂"字命名的穴位如：印堂、神堂、玉堂等；有以"仓"字的穴位如：地仓、胃仓等；有以"户"字命名的穴位如：魄户、脑户；有以"阙"字命名的穴位如：神阙、巨阙等；有以"舍"字命名的穴位如：府舍、意舍、气舍等；有以"宫"字命名的穴位如听宫、劳宫、紫宫等；有以"庭"字命名的穴位如：内庭、神庭、中庭等；有以"都"字命名的穴位如：大都、阴都、中都等；有以"府"字命名的穴位如：中府、天府、府舍、少府、俞府、风府等；有以"关"字命名的穴位如：上关、下关、关元、关元俞、关冲、关门、内关、外关、命关、石关、腰阳关、髀关、膝阳关、膝关、膈关等；有以"门"字命名的穴位如：云门、梁门、关门、滑肉门、箕门、冲门、神门、风门、殷门、魂门、育门、金门、幽门、郄门、液门、耳门、京门、章门、期门、命门、哑门、石门等。

以"阙、庭、堂、宫、仓、柱"等中国古代建筑的结构部件为例来看，部分穴位命名取象于建筑物中的阙、庭、堂、宫等庭院建筑文化，穴位的位置关系就像是庭院建筑的布局，穴位的名称即可反映穴位之间的位置关系和作用关系。如任脉穴位巨阙、中庭、步廊、玉堂、紫宫等穴位的命名形象地比拟了古代建筑。

"阙"是中国古代用于标志建筑群入口的建筑物，是显示威严、区别门第、尊卑、崇尚礼仪的装饰性建筑。巨阙，巨，有大之义；阙，《说文解字》云："门观也"，即宫门、城门两侧的高台，中间有道路，台上起楼观。古者贵家，"门必有阙，所以饰门第，别尊卑也"。此穴名最早见于《针灸甲乙经》，云："在鸠尾下一寸"，为心之"募穴"，当心之外围，内应腹膜，上应膈肌，为胸腹交界处。以心君之居为宫城，此为至尊之门观，故喻之为巨阙。

按照古代建筑的设计，进入门阙后，即进入中庭，中庭本指堂前的庭院。庭，《玉海》曰："堂下至门，谓之庭。"此穴名最早见于《针灸甲乙经》，云："在膻中下一寸六分陷者中"，即在胸骨正中线平第五肋间蔽骨上之凹陷处，两旁各二寸为足少阴肾经之步廊穴，犹如主室之旁，房廊相对，构成一空廊院落。心为人身之帝君，任脉之气行此中庭，则为朝君之初步，再进，则升堂入室，故中庭穴之上则为"玉堂穴"。

玉，古者君子佩玉，以示身份尊贵。堂，即古代的房屋前面，通常是行大礼的地方，不住人；堂后面是室，住人。玉堂，形容尊贵者所居正室之前堂。《素问·气府论》谓此穴在"膺中骨陷中"，因其内应心位，为心主治事之前堂，故喻之为玉堂。玉堂穴之后为紫宫穴，比拟古代建筑中宫位于堂之后的位置特点。

仓，是古代储存粮食的建筑物，在腧穴命名中有地仓和胃仓两个穴位，这两个穴位都与建筑物中的仓有相类似的作用，可见古人给穴位命名的用意。《素问·六节藏象论》云："地食人以五味……五味入口，藏于肠胃"，地仓穴位于口角旁，就像是储藏食物的谷仓，故得名。胃仓，平胃俞穴，胃为仓廪之官，五味出焉，故得名。

5. 以道路通路取象命名

经络犹如自然界的道路，为身体运行气血的通道、路径，四通八达。某些腧穴的作用功效与自然界通路有相似的特征，便由道路取象而命名。例如，腧穴的命名中含有道、枢、会、交、里、通、络、支、间等道路名词。支正的"支"为分支、别络之意。此腧穴为手太阳小肠经络穴，小肠经络脉从此穴与正脉相别而行，这便是取象思维的体现。在十四经腧穴中，命名以道字类的有水道、灵道、维道、陶道、神道；枢字类的有天枢、悬枢、中枢、五枢；会字类的有会宗、臑会、听会、地五会、百会、囟会、会阴、会阳；交字类的有三阴交、交信、龈交、阴交、阳交；里字类的有手三里、手五里、足三里、足五里、建里、通里；通字类的有足通里、腹通里、通里、通天；络字类的有三阳络、络却；支字类的有支正、支沟；间字类的有二间、三间、间使、行间、强间。

以"道"命名的穴位为例解释其文化内涵，如水道，为水之通路，故此穴可以治疗小便不通的病症。灵道，灵，神也，心藏神，此穴为手少阴脉所行之经穴，喻心脉之渠道，故名灵道。维道，此穴为足少阳与带脉之会，带以维系一身，维护阴阳脉之道路，故名。陶道，陶，陶丘，《尔雅·释丘》曰："再成为陶丘"，言丘上更有一丘也，此穴指锥体依次高起，状如陶丘。

6. 以生活用品取象比类命名

日常生活所需之物，形态多样，各有所用。在腧穴命名中，以物件比拟穴位，或是功能相似，或是形状相似，给人更直观的印象，也能够加深对穴位的理解。以生活物件命名的穴位如：颊车、缺盆、天鼎、箕门、玉枕、大钟、大椎等。颊车，颊，面颊，指上颌骨，车，车轮，指下颌骨，颊车穴是以下颌骨可以辅动上颌骨而命名。缺盆，在锁骨上窝中央，穴以像其形而称其名，因凹陷如盆，穴当其中，故名之。天鼎，在颈外侧部，胸锁乳突肌后缘，当喉结旁，扶突与缺盆连线中点，肩之上，谓之天部，阳明脉出于天柱骨上，如鼎之状，故名。

7. 以人体动作活动取象比类命名

在人体活动中，动作往往具有一定的目的性和功能性。有一部分腧穴命名便是取象于某个动作，当做出该动作时可使所取腧穴的定位更加准确或与其常见的动作含义相符，如出现跳、扬、参、迎、归、来等字眼的腧穴，这类腧穴的命名与人体动作有着密切关系。

环跳：《医经理解》记载："在髀枢中，侧卧伸下足屈上足取之，谓环转跳动处也。"环，弯曲；跳，跃起，弯身环腿便于跳跃。每当跳跃时，必先蹲身屈其胯膝，此穴形成半环形之凹隙，故名环跳。

飞扬：人当捷步急行时，或跳跃蹲踞时，此穴处绷起肉棱，以备发动弹力，亦取走路状若腾飞跃起，故名"飞扬"。

仆参：仆，从也；参，拜也。此穴在足跟骨下陷中，昔日参见或问安时，常行屈膝礼，恰为古代仆人行礼参拜时，手指所落之处，故名仆参。

人迎：此穴在颔下、颈部两侧，迎前显见之处，亦即饮食吞咽，人事送迎之处，故名人迎。

三、古代哲学中"神"理论在腧穴命名中的应用

"神"的古字形最早写作"申"，是天空中雷电的象形描绘。后左侧加"示"，《说文解字》解释为"天垂象，见吉凶，所以示人也""神，天神引出万物者也，从示，申"。远古时期，人们对于复杂的自然现象无法进行科学的解释，认为冥冥之中有一种高于自然之力又玄妙莫测的力量，于是就衍生出神的最初含义——"天地生万物，物有主元者曰神"。中国古代哲学中的"神"表示一切自然现象，或天地万物发生变化的主宰、规律。随着人类对自然界的认识不断发展，对于"神"又引申出新内涵，把"神"看成天地万物运动变化的内在规律，故"神"已逐渐脱离"天神"的概念。

中医学在天人合一的世界观指导下，认为人体类比自然之神，应当有生命之神。《灵枢·本神》曰："生之来谓之精，两精相搏谓之神。"生命现象的产生和生命存在的过程即为人体之神的体现。中医学对于神的定义，有广义和狭义之分，广义之神是指一切生命活动的主宰和总体表现，狭义之神是指人的意识、思维和情志等一系列精神活动。《素问·五常政大论》言："根于中者，命曰神机，神去则机息。"强调了"神"在人类生命活动中的至关重要性。

中医学中对"神"的分类，根据"三神学说"可以分为先天的元神、后天的识神和作为元神外在表现的欲神；以藏象学说为基础，提出与五脏相关的五神、五志、七情等。神本源于先天父母之精，《灵枢·天年》曰："血气已和，荣卫已通，五脏已成。神气舍心，魂魄毕具，乃成为人。"人的"元始"之"神"在父母媾精之时即出现。《医林改错》提

及："脑主记忆"，"灵机记性，不在心在脑"。脑为髓之海，诸髓者，皆属于脑，脑为元神之府。肾藏精，精生髓，肾精充养脑髓，滋养元神，所以元神根于肾，藏于脑，元神也可以称作"脑神"。《类经》云："元神见则元气生，元气生则元精产。"元神在生命初始促生元气，以驱动元精化身生形，元神具有主宰和调节人体的生命活动及调控五脏神的功能。

《素问·灵兰秘典论》曰："心者，君主之官也，神明出焉。"《素问·调经论》曰："心藏神。"《医学衷中参西录》记载："识神者发于心，有思有虑，灵而不虚也。"元神至后天，通过摄食水谷产生精气，历练思维意识活动产生识神，即狭义的心神，为后天之神。《灵枢·本神》曰："随神往来者谓之魂，并精而出入者谓之魄，所以任物者谓之心，心有所忆谓之意，意之所存谓之志，因志而存变谓之思，因思而远慕谓之虑，因虑而处物谓之智。"识神可表现为魂、魄、意、志、思、虑、智，即心"任物"到智"处物"的感知过程。《素问·宣明五气》提出："心藏神，肺藏魄，肝藏魂，脾藏意，肾藏志。"五脏之精气充养五神，总统于心，在外表现为五神、五志（七情）。

《青华秘文》云："欲神者，气禀之性也。"欲神即一种本能性的欲望，包括各种内在深藏的欲念冲动，可以认为是"元神"的外在表现，同时也伴随着识神，而喜、怒、思(忧)、悲、恐（惊）七情或五志则可归属于欲神范畴。人体生命活动是由元神、心神、五脏神共同调控，三者相互影响，元神是总主宰，心神主思维意识，五脏为中心，孕育五神，五脏功能正常，神有所安，形神共养，五脏功能紊乱，神不守舍，则出现诸多病症。

《灵枢·九针十二原》曰："节之交，三百六十五会，知其要者，一言而终，不知其要，流散无穷。所言节者，神气之所游行出入也，非皮肉筋骨也。"指出腧穴是"神气之所游行出入也"，这里的"神"字，侧重体现生命力的综合表现。《灵枢·小针解》曰："神者，正气也。"《素问·移精变气论》曰："得神者昌，失神者亡。"这里的"神"是指人的阴阳气血，只有气血运行正常，阴阳平衡，才能维持脏腑功能正常、精气充足，则人体精力充沛。《灵枢·九针十二原》提出以"粗守形，上守神"来区分医者层次高低，《灵枢·本神》中强调："凡刺之法，必先本于神。"可见，"神"对针灸治疗和针刺疗效十分重要。

"神穴"，指直接以"神"命名的腧穴，或者以治神为主治作用的腧穴。神穴中"神"的含义包括元神（含脐神）、心神及五脏神。含"神"字的腧穴有神门、神道、神庭、神封、神藏、神堂、四神聪、神阙、本神等。其中神庭、本神、四神聪位于头部，表明古人在对精神、意识、思维活动的认知过程中，已经认识到大脑发挥的重要作用。另有4个穴位分布于心脏周围，神封、神藏在前胸部第二、四肋间隙，神道、神堂在后背部平第五胸椎处，即与"心藏神"有关。剩余的2个穴位，神门为心经原穴，位于腕关节处，为心气出入之门户；神阙位于腹部，属任脉，主治胃肠、泌尿生殖有关的疾病，以及中风及虚劳等病症，因脐为胎儿气血运行之要道，如神气出入之宫门，又或是着眼于其治疗某些急性病变效果神奇。《会元针灸学》曰："人身以神志为最贵，此穴为元神居住的地方"，故以"神"字命名。"神得一而灵"，即各类神聚焦合一为"灵"。

《大戴礼记·曾子天圆》云："阳之精气曰神，阴之精气曰灵。"亦有谓神是无为之表现，灵是有为之行动。心为君主之官，通窍而藏灵，是阴之精也，故名之以"灵"。含"灵"字的腧穴共5个，分别为灵墟、灵道、灵台、青灵、承灵，这些腧穴喻以神灵藏聚之处或出入之通道。

古人将变幻莫测者谓之神，阴险为害者谓之鬼。由于古代医疗条件不完善，对于疾病的认识有一定的局限性，将一些发病突然，且引起行为异常的疾病归因于鬼怪，因此将治疗神志病的十三个常用穴位冠名为"鬼穴"。孙思邈曰："凡百邪之病，源起多途，其有种种形相，示表癫邪之端而见其病。"十三鬼穴的命名也渗透着古代哲学的"鬼神"观念。

十三鬼穴是针灸治疗神志病的十三个经验用穴，相传为春秋战国时期扁鹊所创。首次记载于《备急千金要方·卷十四·风癫第五》"针灸法"中："第一针人中名，鬼宫，从左边下针右边出。第二针手大指爪甲下，名鬼信，入肉三分。第三针足大趾爪甲下，名鬼垒，入肉二分。第四针掌后横纹，名鬼心，入肉半寸（即太渊穴也）。第五针外踝下白肉际足太阳，名鬼路，火针七锃，锃三下（即申脉穴也）。第六针大椎上入发际一寸，名鬼枕，火针七锃，锃三下。第七针耳前发际宛宛中，耳垂下五分，名鬼床，火针七锃，锃三下。第八针承浆，名鬼市，从左出右。第九针手横纹上三寸，两筋间，名鬼路（即劳宫穴也）。第十针直鼻上入发际一寸，名鬼堂，火针七锃，锃三下（即上星穴也）。第十一针阴下缝，灸三壮，女人即玉门头，名鬼藏。第十二针尺泽横纹外头接白肉际，名鬼臣，火针七锃，锃三下（即曲池穴也）。第十三针舌头一寸，当舌中下缝，刺贯出舌上，名鬼封，仍以一板横口吻，安针头，令舌不得动。"其中，有11个都是鬼穴名与穴位定位相对应，无具体腧穴名称，仅有几个穴位标注了对应的腧穴名称。古曰："百邪所病者，针有十三穴也。凡针之体，先从鬼宫起，次针鬼信，便至鬼垒，又至鬼心，未必须并针，止五六穴即可知矣。若是邪蛊之精，便自言说，论其由来，往验有实，立得精灵，未必须尽其命，求去与之……黄帝掌诀，别是术家秘要，缚鬼禁劾五岳四渎，山精鬼魅，并悉禁之……"

后世在此基础上演变出其他版本，经比较发现主要包括两类，一指唐代医家孙思邈《备急千金要方》中记载的十三鬼穴，具体包括人中、少商、隐白、风府、舌下中缝、颊车、承浆、太渊、劳宫、申脉、上星、会阴（女玉门）、曲池；另一指明代医家高武《针灸聚英》中记载的"疗鬼病十三穴"，引自南北朝时期徐秋夫，具体包括人中、少商、隐白、风府、舌下中缝、颊车、承浆、大陵、间使、神庭、乳中、阳陵泉、行间。其中《针灸聚英》鬼病十三穴中第八针起大陵、间使、神庭、乳中、阳陵泉、行间六穴与《备急千金要方》十三鬼穴中对应的太渊、劳宫、申脉、上星、会阴（女玉门）、曲池六穴有所不同。至今，医家所用的十三鬼穴多为孙思邈《备急千金要方》中记载的版本。

孙思邈十三鬼穴中，除海泉穴外，其余十二穴中，六穴为阳经穴（上星、人中、风府、颊车、曲池、申脉），六穴为阴经穴（承浆、少商、劳宫、太渊、隐白、会阴），其中督脉三穴，任脉两穴，心包经两穴，肺、大肠、脾、胃、膀胱经各一穴，所分属的六经在阴阳上也是对等的，更利于发挥调理全身阴阳平衡的作用。"阴阳者，天地之道也……治病必求于本"，疾病的发生必然会涉及阴阳失衡，因而调节阴阳也是治疗神志病的主要方向之一。针刺十三鬼穴不仅可以收敛神气、宁心定志，治疗各类神志症状，相互配伍还能治疗相关伴随症状。如大陵配劳宫可醒神开窍、降心包之火；少商配劳宫可豁痰开窍泄肺；隐白配曲池可健脾开胃，泻大肠之热等。

四、"阴阳"理论在腧穴命名中的应用

阴阳概念源于古人在生活、生产过程中对太阳活动和其产生的光、热能及与此有关的

向光、背光，温热、寒凉，晴天、阴天等自然现象长期的观察和体验。后逐渐发展成为阴阳理论，是我国古代的朴素辩证唯物的哲学思想。《周易·说卦传》："立天之道曰阴与阳。"阴阳是立天之道，其中的"天"指自然状态或自然规律，"阴""阳"即形成"天"（即自然）的两个组成部分。《易·乾·文言》："大人者，与天地合其德，与日月合其明，与四时合其序，与鬼神合其凶吉。"中国传统哲学中最核心、最关键的问题是阴阳及其两者的关系，由此形成"天人合一"。天为阳，地为阴；日为阳，月为阴；春夏为阳，秋冬为阴。阴阳存在于宇宙万物之中、人类社会之中，不会中断，不会消失。无物无事不存在阴阳，诸如乾坤、刚柔、昼夜、风水、明暗、内外、前后等。

医易同源，道家认为作为宇宙本原的气衍化为阴阳，生成万物，所以用阴阳来解释一切事物的变化。中医学也用阴阳理论来阐述人体的生理功能、病理变化。腧穴命名亦包含了阴阳理论，"阴阳"可以反映腧穴的位置关系，人体腰脐以上为上部，属阳，腰脐以下为下部，属阴，如"商阳""阳池"位于上肢，"三阴交""至阴"位于下肢；四肢外侧为阳，内侧为阴，如位于下肢的"阴陵泉""阳陵泉"两穴；背部为阳，腹部为阴，如位于腹部的任脉穴位"阴交"和位于背部的穴位"至阳"；"阴阳"也可以反映腧穴在治疗上的作用，《难经·六十七难》曰："阴病行阳，阳病行阴，故令募在阴，俞在阳。"如背俞穴分布于足太阳膀胱经上，五脏属阴，五脏有病，多取属阳的背部俞穴；募穴分布于胸腹部，六腑属阳，六腑有病，多取属阴的腹部相关脏腑的募穴，即"阳病治阴，阴病治阳"。

含"阴"字的腧穴共有15个，即阴郄、阴市、厥阴俞、至阴、头窍阴、足窍阴、三阴交、阴陵泉、阴谷、阴都、阴包、阴廉、会阴、阴交、独阴。凡"阴"穴，多是气血汇聚地，以血为主。如阴郄，为手少阴心经郄穴。郄，有孔窍、空隙之义，是气血聚汇的空隙处。至阴，至，尽，到之义。此穴为足太阳脉气终止处，由此交接足少阴肾经，表示阳气已尽，阴气将起，由此进入阴经，有阳极反阴、动极生静之意，故名至阴。三阴交，此穴为足太阴、足少阴、足厥阴三经之会穴，故名。《针灸穴名解》："其所治症，多关经血胎产及子宫精室各症。凡属肝脾肾三经症之关于血分者，统能治之。如药之当归也。"会阴，此穴在前后两阴之间，冲任督三脉之会，故名会阴。《古法新解会元针灸学》："会阴者，三阴之气会于阴窍而至胞中，生一阳而行督脉，三阴之气并而任脉生，督任合而化冲脉。督脉督诸阳气，强精益肾，助三焦而补脑；任脉统诸阴之血而为经；冲脉贯营而通卫，皆从阴窍出入，又系任脉之络，故名会阴。"独阴，经外奇穴，穴在第二足趾下面之第二足趾间关节横纹上，而足趾下面只有此一个穴，故名独阴。

含"阳"字的腧穴共有20个，即商阳、阳溪、阳谷、阳池、三阳络、冲阳、会阳、委阳、阳纲、合阳、跗阳、阳白、膝阳关、阳陵泉、阳交、阳辅、腰阳关、至阳、当阳、太阳。凡"阳"穴，多是阳气所注，以气为主。如商阳，张隐庵曰："阳明司四时之秋令，而太阴主四时之清秋。"即少商为秋商之初，商阳为秋商之正也。商，金也，阳明之气令也。此穴为手阳明之始，承肺金清肃之气，递接而来，借少商商金之气，由阴侧转入阳侧。阳池，此穴在腕关节阳侧正中陷中，有凹似池，承中渚之气，而停潴之。会阳，此穴在阴尾夹尻两旁，为阳经之会也，左右足太阳经线与督脉交会，足三阳冲于背，从谷道过尾闾而从督脉自会阳双关而上。腰阳关，《医经理解》曰："阳关，在十六椎节下间。背为阳，盖阳之关要处也。人身有二阳关：足阳关，少阳之关也；背阳关，太阳之关也。"此穴在关元俞上方，相当腹部关元上部，关元为元阴元阳交关之处，此穴为元阴元阳之会所，故名腰阳关。

腧穴的阴阳之间存在相互联系，互根互用，加强协同作用，提高疗效。例如："上下"对穴中的手三里和足三里，可以宣通胃肠、调整气机、补益强壮，治疗各类胃肠疾病和筋肉痿废不用之症；"内外"对穴中的内关和外关，外关属手少阳三焦经，内关属手厥阴心包经，两穴是两经表里经脉的络穴，彼此沟通，一阴一阳，连通表里经脉，调整气血阴阳；"前后"对穴中的背俞穴和募穴，募为阴，偏于静止，俞为阳，偏于流动，一前一后，阴阳交通，经气可以由阴行阳，亦可由阳行阴，《灵枢·根结》云："用针之要，在于知调阴与阳。"治疗施之于俞募，可调和阴阳、同行气血；"表里"对穴中的原穴和络穴，《灵枢·九针十二原》云："五脏有六腑，六腑有十二原，十二原出于四关，四关主治五脏。五脏有疾，当取之十二原。"十二原穴对于治疗脏腑疾患具有较好的疗效。络穴即十五络脉分布于四肢、腹腰等处的十五个腧穴，对十二经脉的阴经与阳经起着联络的作用。原络相配，能通达内外，贯彻上下，加强疗效。

五、"三才思想"在腧穴命名中的应用

《素问·宝命全形论》有"夫人生于地，悬命于天，天地合气，命之曰人"的记载，"天、地、人"三才是中国古代哲学的基本命题之一，是中国古人用以认识世界和改造世界的核心思想之一。现存文献中最早对三才的描述见于《周易·系辞下》："有天道焉，有人道焉，有地道焉，兼三才而两之。"《易经》中八卦取象三才，八卦由 3 个爻叠加组成，上爻象天，中爻象人，下爻象地，这正是三才思想的具体体现[58]。

"天人合一"是中医形成与发展过程中的核心思想，"三才思想"也是"天人合一"的体现，将天地人三者并论，认识到天地人之间的密切关系，说明中国古人对事物的普遍联系有了深入认识。人取法于天地，与天地自然合一，这便是"三才思想"的核心，"三才思想"对中医具有深远影响。《素问·气交变大论》曰："夫道者，上知天文，下知地理，中知人事，可以长久"，而在《灵枢·逆顺肥瘦》中提及诊病要"上合于天，下合于地，中合于人事"。"三才思想"除了指导疾病诊疗外对腧穴的命名也有深远的影响，在腧穴穴名中"三才思想"也体现得淋漓尽致。在腧穴中冠以"天"之名的穴位多位于头和颈项，如通天、天冲、天柱、天牖、天鼎、天容、天窗等，有清阳在上之意，是人体与天之阳气连接的门户；凡此类腧穴，多具有升散外邪、开窍醒神的作用，主治外感风邪及阳盛诸证。冠以"地"之名的腧穴多位于下部，有浊阴在下之意，如地五会、地机等；还有一些取象于大地的穴位也多位于人体下部，如涌泉、水泉、然谷、丘墟、阳陵泉、阴陵泉等，都体现了地的性质，是人体与地之阴气沟通的关窍；凡此类腧穴，多具有益肾养阴、祛寒除湿的作用，主治寒湿上侵及阴虚诸证，表现为真阴不足或阴寒阻滞经络等。《礼记·礼运》中说："人者，其天地之德，阴阳之交，鬼神之会，五行之秀气也。"人与其他生物相别的最重要功能即精神意识，所以最能反映出人部特点的腧穴名称当为魄户、神堂、魂门、意舍和志室，此五穴分属于五脏，主治其所属精神疾患。能体现出天地交通的"人部"含义的腧穴命名还有

---

[58] 李学卫.《周易》与三才说[J]. 兰州文理学院学报（社会科学版），2019，35（1）：118-124.

很多，如"天枢"有天地枢机之意；"人中"，把头面部分为天人地三部，"人中"穴则为人部。可见古人在腧穴的命名中体现了人与天地相应、与天地本一的思想。

与"三才思想"有关的穴名，如天府，肺开窍于鼻，鼻呼吸而通天，人身之天，头及胸廓也。此穴接于云门，故能宣通肺气，出于气府，行于肌腠，周遍全身，犹云之漫天匝地，广漠流行也。更以其有关于肺，肺居脏腑之最上，故名之以天，而曰天府。府者言居积之多，犹府库也。古代朝廷制度，有天府、王府、内府之设，天府，中央集权处也，即治理内政之处，故天府穴也有治理之意，治疗肺虚不摄气之症。天泉，最早见于《针灸甲乙经》，"天"，有至高在上之义，"泉"有水源之意，此穴在上臂内侧，腋前纹头下二寸，其处高位，为本经在臂之第一要穴，有天之象。手厥阴之脉由此循臂下行，有如泉源之水溢流而下。人中，又名水沟，天食人以五气，天气通于鼻，地食人以五味，地气通于口，该穴正当鼻下口上，天之下，地之上，取人在其中。人迎，又名天五会，是天窗、天牖、天鼎、天容、天突之会穴也，迎受五脏六腑之气，以养于人。地五会，足部为地，本穴位于第5趾骨内侧，当第4、5跖骨交会之处，故名之。地机，其位于阴陵泉穴下3寸。地指脾土，机指机要，喻足太阴气血所聚之要穴。

董氏奇穴的"三皇穴"，包括天皇、地皇、人皇，相当于脾经的阴陵泉、地机和三阴交，三皇穴是治疗水液代谢失常（包括下肢水肿等）的要穴。三皇穴分别以天、人、地象征这三个穴的位置关系，这也说明了三个穴位之间的密不可分的联系。

三脘穴，因胃为水谷之海，有上脘、中脘、下脘之分，由此取象比类，以胃之三脘对应三焦，三脘之特性犹如三焦：上焦如雾，中焦如沤，下焦如渎，将三脘类比三焦，以剖析三脘之功用，明代张介宾也将三脘受纳、腐熟、通降之特性与三焦如雾、如沤、如渎之功能联系起来[59]。三脘应三焦，则上脘象天应上焦，清气居多；中脘象人应中焦，气血俱多；下脘象地应下焦，浊气居多。这样就可以更好地理解三脘穴的功能、区别和联系。

三丹田，丹田学说最早于我国道教丹道学之内丹学，其通过炼丹将精气神聚在身体某部位，后被引入到中医学理论中，有广义和狭义之分，狭义丹田特指下丹田，广义丹田分上、中、下三丹田。上丹田调神，在印堂；中丹田调气，在膻中；下丹田藏精，在脐下、关元、石门、气海、男子精室和女子胞宫。三个丹田为人体中相互连接的三个能量中心，下丹田藏精象地，中丹田藏气象人，上丹田藏神象天，三丹田相互联系，相互转化，无论是位置关系还是功能关系都与三才思想紧密相关[60]。

六、"五行"理论在腧穴命名中的应用

《河洛原理》一书中记载："太极一气产阴阳，阴阳化合生五行，五行既萌，遂含万物。"《太极图说》一书中记载："无极而太极，太极动而生阳，动极而静，静而生阴，静极复动。一动一静，互为其根；分阴分阳，两仪立焉。"这两段文字的意思就是说气在不断地运动变化中形成"阴"和"阳"两种状态，古人通过对自然的观察，取象比类，把自然界中相互关联的事物都分为阴阳，而仅仅阴和阳只是对事物的概况，为了描述事物之间更细致的区

---

[59] 吴雄志. 三脘辨证法治疗慢性胃炎[J]. 四川中医, 1999, 17（9）: 7-8.
[60] 张依依, 杨丹, 黄睿, 等. 三丹田学说理论探析[J]. 国医论坛, 2021, 36（2）: 14-16.

别，逐渐形成五行学说，五行学说是用木、火、土、金、水五种物质的功能属性来归纳事物或现象。中医学将五行对应五脏、五色、五音、五志、五声、五味、五德、五体，将人与自然、人体的整体与部分相联系。《素问·宣明五气》曰："五脏所藏：心藏神，肺藏魄，肝藏魂，脾藏意，肾藏志。"神、魄、魂、意、志五种精神意识及思维情志活动在五脏中各有归属，神堂、魂门、意舍、魄户、志室分别与心俞穴、肝俞穴、脾俞穴、肺俞穴、肾俞穴对应。《灵枢·通天》根据五行理论把人的形体分为五形，分别为木形人、火形人、土形人、金形人、水形人，再根据五色，将其分为阴阳二十五人，分析二十五人的形体、生理、病理特点及针刺的要点。五行学说同样被应用到腧穴的命名中，使穴名具有更深厚的内涵。举例如下：

隐白：隐，有隐藏、隐伏之意；白，指白色，而白又为肺之五脏色，肺在五行中属金，脾属土，土生金，隐白是脾经之所出，土气在此处已经开始生长，故金气也开始隐伏，因此隐白穴的命名除取其土气生金荣肺之用，还取其位于足大指内侧白肉际处。临床上使用隐白穴治疗肺系病证如喘证，也是对穴名的实际发挥，脾为生痰之源，肺为贮痰之器，脾胃运化功能失调，痰湿内生，上扰肺脏，肺失宣降，发为喘证；隐白穴为足太阴脾经之井穴，脾属土，土能治水，且能生金，故刺激隐白穴不仅能调节水液代谢，促进脾胃运化痰湿，而且能生金养肺[61]。

青灵：青为五色之一，青生也，万物生时色也，灵有神灵之义，此穴属手少阴心经，心为君主之官，神明出焉，喻此穴处有生神之义。

少商：《针灸穴名解》曰："肺属金，金在音为商，于时为秋，本穴为手太阴之末，交传手阳明之初，出阴经而入阳经，功能通瘀解热，以其具金气肃清之力也，因名之以'商'。商之气令虽属肃杀，但其初令，尚含生意，故为'少商'。"

公孙：为黄帝之姓，《子午流注说难》云："以土德旺者曰黄帝，黄帝姓公孙，名轩辕。公孙穴，乃脾土别络，人体五藏，脾居中央，中央黄色，入通于脾，以土德旺，此别络穴，别于太阴土位，络于阳明燥金之位，土以生金，亦犹以土德旺之后裔，故名公孙。由流溯源，赐其姓也。"以此解释公孙穴的命名符合中医学的基本理论及其深厚的文化背景。

五输穴最早见于《灵枢·九针十二原》："经脉十二，络脉十五，凡二十七气，以上下，所出为井，所溜为荥，所注为腧，所行为经，所入为合，二十七气所行，皆在五腧也"。五输配五行，完整内容首见于《难经》，第六十四难有详述，即："阴井木，阳井金；阴荥火，阳荥水；阴俞土，阳俞木；阴经金，阳经火；阴合水，阳合土。"根据五行的生克关系，确立五输穴之间的子母关系，再根据"虚则补其母，实则泻其子"的理论指导临床选穴。如肺在五行属金，金之母为土，金之子为水，故凡属肺经虚证，即可取肺经五输穴中属"土"的母穴太渊，用补法来治疗，因土能生金，取太渊即所谓"虚者补其母"。凡属肺经实证，则可取肺经五输穴中属"水"的子穴尺泽，用泻法来治疗，因金能生水，取尺泽即所谓"实者泻其子"。余可类推。

七、道家思想在腧穴命名中的应用

腧穴的命名受道家思想的影响非常深刻，老子天人相应论主张"人法地，地法天，天

---

[61] 李庆乐，冯国湘. 《针灸大成》隐白穴临床应用规律探析[J]. 亚太传统医药，2023，19（1）：196-199.

法道，道法自然"。庄子说"顺乎自然"。因此，腧穴取名在"天人相应"思想的启迪下上参天文、下观地理、中通人事，远取诸物、近取诸身。《铜人腧穴针灸图经》序指出"以为善言天者，必有验于人，天之数十二，人经络以应之；周天之度三百六十有五，人气穴以应之"。如以腰以上为天，腰以下为地，故在头有"通天"，在颈有"天鼎"，在胸有"天池"，在肩有"天髎"，腰以下有"地机""地五会"等。

腧穴名中包含了道家"万物负阴而抱阳"的思想。四肢内侧的穴多以"阴"命名，外侧多以"阳"命名，如阴郄、阴陵泉在四肢内侧，阳池、阳陵泉在四肢外侧。腹部多以"阴"命名，背部多以"阳"命名，如阴交、阴都在腹，至阳、会阳在背；阳经末端的穴位，多以阴象命名，示意阳接于阴也，如足太阳经终于至阴，足少阳经终于窍阴，其命名亦有阴阳互相消长之意。腧穴命名体现了阴阳对立又互根互用的道理。

道家思想对针灸学乃至整个中医学都有着重要影响，也对腧穴命名起到重要影响。《黄庭经》是集医、道合一的著作，其正文中可见璇玑、华盖、玉堂、日月、灵台、青灵、太仓、太渊、中极、命门、关元等穴，其注文和其他道经中可见神庭、通天、中庭、天府等穴。有些腧穴命名还与道家功法密切相关，如承浆、廉泉，养生家称人口中之浆液为琼浆玉液，承浆者指口中承受之浆液言也。养生家以口喻海，舌下有穴曰海泉，人之口津出此。刺廉泉口可生津，功用在舌与水也。灵台，道经以心为灵台。《庄子·桑庚楚》中载："不可由于灵台"，注文载："灵台者，心也。"《黄庭内景经》中载："灵台盘固永不衰。"《内日用妙经》中载："灵台无动谓之清，一念不起谓之净。"凡属神志疾病可以取此穴。关元，取自《道德经》，曰："玄之又玄，众妙之门。"关，指关藏，关闭，机关；元，指元气。本穴为人身阴阳元气交关之处，为养生家聚气凝神之所，欲隐秘守之穴，主治多为虚证。天池，《庄子·逍遥游》中记载："南冥者，天池也。"其注文曰："天池，大海也。"此穴喻乳汁之所存，故名。

八、中国哲学"气论"思想在腧穴命名中的应用

气论是中国古代哲学思想，起源于西周末年。《国语·周语》曰："夫天地之气，不失其序。若过其序，民乱之也。阳伏而不能出，阴迫而不能烝，于是有地震。"伯阳父用阴阳之气的变化解释地震，这标志着气论哲学的产生。到春秋战国时代，思想家们通过将气与精的概念统一起来，共同作为世间的本源物质。如《管子·内业》中说："凡物之精，此则为生。下生五谷，上为列星；流行于天地之间，谓之鬼神；藏于胸中，谓之圣人，是故民气。"这个时候人们已经开始用精来解释气，或者以气来释精，也就是精气互释，这说明精与气二者的内涵是基本相同的，这些统称为精气学说。随后到了老庄时代，以老子为代表的哲学家将气上升到了世间万物本原的高度。《道德经》曰："道生一，一生二，二生三，三生万物。"这里的"一"是道创生万物过程中产生的初始统一体，代表宇宙未分化的原初状态。后世哲学中的"气"作为化生万物的物质本源，其概念源于"一"的演化，但二者在《道德经》原文中并非等同。若从气一元论视角阐释，可认为"一"在落实为物质层面时体现为"元气"，但需明确这是哲学发展中的概念融合，而非老子的原始定义。《庄子·知北游》曰："人之生，气之聚也。聚则为生，散则为死。"不但说明气是形成世间万物的基础，而且还重点阐述了气与人体之形的关系。

到西汉时期，思想家董仲舒对于气的认识就更加形象和客观，《春秋繁露·天地阴阳》曰："天地之间，有阴阳之气，常渐人者，若水常渐鱼也。所以异于水者，可见与不可见耳，其澹澹也。"即人生活在天地之气中，就跟鱼生活在水中一样，与水不同之处就是水是可见的，而气只是比水更细微，人看不到而已。自此以后，气作为宇宙万物本原的思想就已经非常流行，气论的雏形也基本形成。气的理论同样是经络和腧穴学说的理论基础，体现在腧穴命名上，很多腧穴直接以"气"命名，代表着经气的流注和蓄灌，如气户、气穴、气冲、气舍、气海等。

除上述诸多文化因素对腧穴命名的影响之外，腧穴命名还受时代背景、社会历史因素的影响，与针灸学术的发展及语言形式和文字形式的变化关系密切，如：在唐代，"太泉"穴即为公认的手太阴肺经输穴"太渊"穴，足少阴肾经荥穴"然骨"有别名"龙渊"后改为"龙泉"，均为避唐高祖李渊名讳；足厥阴肝经井穴"大敦"，因"敦"与宋光宗赵惇名讳同音，因此，"大敦"有别名为"大训"，宋代从宋光宗时代起"大训"穴即为公认的"大敦"穴。可见，穴名承载着历史文化信息，体现了医学与各领域之间相互渗透、相互融合的关系，具有较高的传统文化价值及临床指导意义。

第二节 不同文化背景下的腧穴度量定位

腧穴的定位经历了由面到点、由线到点的演变过程。腧穴概念成形之前，针刺治疗多为刺脉。随着古代解剖学和针刺技术的发展，早期用于刺脉的"脉"可能相应地演变为两穴、三穴，渐渐成为完全不同的穴。《黄帝明堂经》是中国第一部腧穴正典，之后腧穴定位逐步从宽泛化到精确化、规范化。

一、寸的概念

中国古代的度量衡产生历史较早，随着生产力的发展和社会的需求而逐渐产生和发展。《说苑·辨物》曰："度量权衡。以黍生之，为一分，十分为一寸，十寸为一尺。""寸"字的本义是计量长度的单位，也是针灸学中重要的度量单位。腧穴的定位、针刺的深浅、针具的规格等都与"寸"有关。"寸"用于日常测量时表示绝对长度单位，它的尺度大小由中国特定的历史时期所决定；而用于腧穴定位时则表示测量的相对长度单位，同时也是我国古代解剖学记录身体各部尺寸的长度单位，比如"骨度分寸""同身寸"等。

1. 骨度分寸

骨度始出于《灵枢·骨度》[62]，其记载："黄帝问于伯高曰：脉度言经脉之长短，何以立之？伯高曰：先度其骨节之大小广狭长短，而脉度定矣。黄帝曰：愿闻众人之度，人长七尺五寸者，其骨节之大小长短各几何？伯高曰：头之大骨围二尺六寸，胸围四尺五寸，

---

[62] 佚名. 灵枢经[M]. 北京：人民卫生出版社，2012.

腰围四尺二寸。发所复者，颅至项尺二寸，发以下至颐长一尺，君子终折。结喉以下至缺盆中长四寸，缺盆以下至𩩲骬长九寸，过则肺大，不满则肺小。𩩲骬以下至天枢长八寸，过则胃大，不及则胃小。天枢以下至横骨长六寸半，过则回肠广长，不满则狭短。横骨长六寸半，横骨上廉以下至内辅之上廉长一尺八寸，内辅之上廉以下至下廉长三寸半，内辅下廉下至内踝长一尺三寸，内踝以下至地长三寸，膝腘以下至跗属长一尺六寸，跗属以下至地长三寸，故骨围大则太过，小则不及。角以下至柱骨长一尺，行腋中不见者长四寸，腋以下至季胁长一尺二寸，季胁以下至髀枢长六寸，髀枢以下至膝中长一尺九寸，膝以下至外踝长一尺六寸，外踝以下至京骨长三寸，京骨以下至地长一寸。耳后当完骨者广九寸，耳前当耳门者广一尺三寸，两颧之间相去七寸，两乳之间广九寸半，两髀之间广六寸半。足长一尺二寸，广四寸半。肩至肘长一尺七寸，肘至腕长一尺二寸半，腕至中指本节长四寸，本节至其末长四寸半。项发以下至背骨长二寸半，膂骨以下至尾骶二十一节长三尺，上节长一寸四分，分之一奇分在下，故上七节至于膂骨九寸八分分之七，此众人骨之度也，所以立经脉之长短也。"书中将当时的一个标准成年人体平均划分为七十五等分，每一等分为一寸，详细记述了体表各重要骨节之间的长度。

2. 同身寸

"同身寸"概念最早出现在唐代王冰所注的《重广补注黄帝内经素问》，其书中记载："下纪者，关元也。关元者，少阳募也，在脐下同身寸之三寸，足三阴任脉之会，刺可入同身寸之二寸。"[63]《伤寒论辨证广注》中有这样的描述："或问针穴分寸，当依何法。余答云：'相传用同身寸'。同身寸者，谓即以其身之寸，同其人之身也。《铜人腧穴针灸图经》谓之周身寸。"[64]同身寸运用于针灸取穴比量法，是指"以患者本人体表的某些部位折定分寸，作为量取腧穴的长度单位"，包括指寸、口寸、目寸、鼻寸等[65-67]。[65][66][67]

二、不同文化背景下的腧穴定位方法

《太平圣惠方》言："穴点以差讹，治病全然纰缪"，取穴是否准确会直接影响到针灸治疗的临床疗效，古时取穴大多依靠不同的测量工具。

1. 尺量法

在河南安阳殷墟先后出土了一支骨尺和两支牙尺，这三支商代尺子中有一支是用一根兽骨磨制而成的骨尺，尺面中间还留有骨沟的痕迹，尺的两边刻有十等分，另外两支牙尺的尺面刻 10 寸，每寸刻 10 分，说明当时的人们对长度测量的认识已由小单位聚成大单位，并且采用了十进位制。《晋书》曰："今尺长于古尺几半寸，乐府用之，律吕

---

[63] 王冰撰注. 重广补注黄帝内经素问[M]. 鲁兆麟，等，点校. 沈阳：辽宁科学技术出版社，1997.
[64] 汪琥辨注. 伤寒论辨证广注[M]. 上海：上海卫生出版社，1958.
[65] 孙思邈. 中医必读百部名著·备急千金要方[M]. 高文柱，沈澍农，校注. 北京：华夏出版社，2008.
[66] 葛洪. 肘后备急方[M]. 王均宁，点校. 天津：天津科学技术出版社，2005.
[67] 李梴. 医学入门[M]. 田代华，张晓杰，何永，等，整理. 北京：人民卫生出版社，2006.

不合；史官用之，历象失占；医者用之，孔穴乖错。"西晋时已经开始使用尺量作为取穴工具，最早可追溯到前文所述的晋代尺量[68]。根据汉代的尺子，当时的1寸，约合现代度量衡单位的2.3cm[69]。不同历史时期的度量衡制度在不断调整变化，因此不同朝代所用尺的尺度标准也不一，对尺量法取穴的准确性影响较大。孙思邈《明堂三人图》即以夏家古尺——八寸小尺为准，《太平圣惠方·明堂序》也引《岐伯明堂经》云："以八寸为一尺，以八分为一寸"，这种"八进制"的使用有可能是古人对唐尺和汉尺的尺度标准差异的"校正"[70,71]。

2. 绳量、竹量法

在腧穴的定位方法中，还有一种绳量或竹量法，即利用线绳、竹篾、草茎等物品比量定位。如《银海精微》曰："以草比同身寸三寸，自眉心比至草尽处是前发际"，《备急千金要方》曰："若病者三四日以上，宜先灸胸上二十壮，以绳度鼻正上尽发际，中屈绳断去半，便从发际入发中，灸绳头，名天聪。"在临床运用中，医家又发现草、绳有伸缩性，也会影响取穴定位的准确性，则改为使用薄竹片量取。《千金翼方》曰："削竹为度，胜绳也。"《铜人腧穴针灸图经》曰："用绳度量，绳多出缩，取穴不准。"《圣济总录》曰："又多用绳度量孔穴，绳多出缩，取穴不准，今以薄竹片，点量分寸，疗病准的。"后逐渐增加用稻秆心、蜡纸量取穴位的方法，《备急灸法》曰："以薄竹片或以蜡纸条，量手中指中节横文，取上下截齐断，为一寸，男左女右。"《针灸大成》曰："男左女右，手中指第二节内廷，两横纹头相去为一寸。取稻杆心量，或用薄篾量，皆易折而不伸缩为准，用绳则伸缩不便，故多不准。"《针灸聚英》曰："男左女右，手中指第二节内廷两横纹相去为一寸，取稻杆心量，或用薄竹则易折，用蜡纸则粘手不便，用绳则有伸缩不准，用稻秆心则易得而有准。"[72]

3. "骨度"折量法

无论使用尺子还是草、绳、竹片、稻秆心等测量取穴，相对比较繁琐。所以医家们开始使用骨度折量分寸法来取穴，即按照《灵枢·骨度》中骨度比例标准折量，运用等比例缩放的方法结合不同性别、年龄、体型而形成个体化的腧穴定位寸度。《黄帝内经太素》曰："今以中人为法，则大人、小人皆以为定。何者？取一合七尺五寸人身量之，合有七十五分。则七尺六寸以上大人，亦准为七十五分；七尺四寸以下乃至婴儿，亦称七十五分。以此为定分，立经脉长短，并取空穴。"[73]

---

[68] 房玄龄. 晋书（全十册）[M]. 中华书局，1982：1425.
[69] 郝万山. 汉代度量衡制和经方药量的换算[J]. 中国中医药现代远程教育，2005，3（3）：48-51.
[70] 黄龙祥. 中国针灸学术史大纲[M]. 北京：华夏出版社，2001：621-625.
[71] 李永明. 针灸度量寸制的起源、混乱现状及标准化建议[J]. 中华中医药学刊，2023，41（10）：19-23，261.
[72] 陈艳焦，徐玉东，刘佳缘，等. 骨度、骨度折量分寸与同身寸及其关系的研究[J]. 上海针灸杂志，2016，35（4）：452-456.
[73] 杨上善. 黄帝内经太素[M]. 北京：人民卫生出版社，1955.

4."手指同身寸"比量法

手指同身寸是指以患者的某一或某几个手指的某部位或宽度折作若干等分寸以量取穴位的方法，大致可分为"拇指同身寸""中指同身寸""一夫法"[74]。《备急千金要方》曰："人有老少，体有长短，肤有肥瘦，皆须精思商量，准而折之，无得一概，致有差失。其尺寸之法，根据古者八寸为尺，仍取病者，男左女右，手中指上第一节为一寸，亦有长短不定者，即取手大拇指第一节横度为一寸，以意消息，巧拙在人。"《太平圣惠方》曰："唐时孙思邈明堂经云，取患人男左女右手，大拇指节横文为一寸……今取男左女右手。中指第二节。内度两横文。相去为一寸。""扶寸"是古代长度单位，最早见于《礼记·投壶》，其曰："筹，室中五扶，堂上七扶，庭中九扶。"《礼记》注："铺四指曰扶。""一夫法"的"夫"，同"扶"。《肘后备急方》曰："治风毒脚弱痹满上气方第二十一：以病患手横掩，下并四指，名曰一夫指，至膝头骨下指中节是其穴，附胫骨外边捻之，凹凹然也。"《备急千金要方》曰："太仓在脐上三寸，一夫是也。"

三、古代解剖学对腧穴定位的影响

从内经时期到现代，解剖学一直被运用于腧穴的定位描述。《灵枢·骨度》中所列各部尺度皆为实际测量所得的客观数据，是古时人体解剖学的体表数据[75, 76]。古代针灸腧穴定位采用的是表面解剖学的方法，几千年来采取面授口传的方式才能更好地传承下来。《庄子·天道》谓："斫轮，徐则甘而不固，疾则苦而不入，不徐不疾，得之于手而应于心，口不能言，有数存焉于其间。"[77]

1. 穴位体表定位

有医家认为"气穴是外有口，内有底，四壁有界可以触摸感知的结构"[78]，重视在针刺前反复用手指触摸、按压，以通过局部的凹陷和穴感来确定穴位的准确位置。《针灸大成》载："揣而寻之。凡点穴，以手揣摸其处，在阳部筋骨之侧，陷者为真。在阴部郄腘之间，动脉相应：其肉厚薄，或伸或屈，或平或直，以法取之，按而正之，以大指爪切掐其穴，于中庶得进退，方有准也。"其对穴位的体表定位描述大多使用"宛宛中""陷者中""陷中""某某间""间隙""凹陷"等词汇，并强调沿骨边、肌边、筋边的间隙寻找穴位。瘦人皮下脂肪比较薄，体内间隙易从体表看到，而肥人皮下脂肪比较厚，体内间隙不易从体表看到，需用手指揣摸按压来感受穴位的位置，也常使用"两筋间""两骨间""歧骨间""叉骨间""锐骨下""分肉间""交分中""腨分中""锐肉端""动脉中""约纹中"之类的词语来表示穴位的体表定位[78]。

---

[74] 黄龙祥. 中国针灸学术史大纲[M]. 北京：华夏出版社，2001.

[75] 杨永清. 针灸腧穴定位的标准化探讨[J]. 大自然探索，1992，11（2）：89-96.

[76] 刘山永，刘衡如. 谈《灵枢·骨度》中的度量问题[J]. 中国医药学报，1988，3（2）：51-52.

[77] 黄龙祥. 表面解剖学、影像学、人体测量学方法在针灸腧穴定位标准化研究中的综合应用[J]. 针刺研究，2007，32（4）：268-273.

[78] 黄龙祥. 中国古典针灸学大纲[M]. 北京：人民卫生出版社，2019.

2. 穴位针刺深浅

针刺深度主要取决于病位深浅、病性虚实和因人制宜、因时制宜。《灵枢·卫气失常》曰："夫病变化，浮沉深浅，不可胜穷，各在其处，病间者浅之，甚者深之，间者小之，甚者众之，随变而调气，故曰上工。"《灵枢·邪气脏腑病形》曰："诸急者多寒，缓者多热……是故刺急者，深内而久留之。刺缓者，浅内而疾发针，以去其热。"《灵枢·逆顺肥瘦》曰："年质壮大，血气充盈，肤革坚固，因加以邪，刺此者，深而留之，此肥人也……瘦人者，皮薄色少，肉廉廉然，薄唇轻言，其血清气滑，易脱于气，易损于血，刺此者，浅而疾之……婴儿者，其肉脆血少气弱，刺此者，以毫针，浅刺而疾发针，日再可也。"《灵枢·四时气》曰："四时之气，各有所在，灸刺之道，得气穴为定。故春取经血脉分肉之间，甚者深刺之，间者浅刺之。夏取盛经孙络，取分间绝皮肤。秋取经腧，邪在腑，取之合。冬取井荥，必深以留之。"根据当时的度量衡体系，《黄帝内经》中的 1 寸相当于现代 2～2.3cm[79]。冶金水平的不断革新促进了针具的改良，进一步推动了针刺技术水平的发展。《针灸甲乙经》是我国现存最早的一部针灸学专著，书中具体描述了 349 个腧穴的穴名、定位、刺灸法等，对于针刺深度、禁忌进一步具体化、规范化，流传至今仍有临床指导意义[80]。

---

[79] 邱隆. 中国历代度量衡单位量值表及说明[J]. 中国计量，2006，10（10）：46-48，76.
[80] 黄龙祥. 中国古典针灸学大纲[M]. 北京：人民卫生出版社，2019.

第五章 刺法与文化

《说文解字》说:"砭,以石刺病也";《帝王世纪》中就有关于"伏羲制九针"的记载;《素问·宝命全形论》在描述针刺时有"伏如横弩,起如发机"的比喻……刺法学中蕴含了丰富的文化内涵,许多中国传统文化元素的医学指向性也非常明确。充分挖掘这些文化元素,既能在学习和掌握刺法操作技术过程中为我们所用,同时亦能增强中医人文化自信,增强对中医学的认同感,传承针灸文化,推动中医药文化乃至中华文化走向世界。

第一节 中国传统哲学视域下的刺法

中医药文化植根于中国传统文化,积淀、融合、蕴含、体现着中国传统的哲学思想、思维方式和价值观念。三才思想、意象思维、中和思想、变易思想等,联系、渗透、影响着中医药文化及中医药、中医针灸的临床应用,对针灸治疗原则、针刺补泻手法的形成、发展和运用都起到了不可忽视的作用。

一、三才思想

"三才思想"是"天人合一"的主要体现,天人之学是中国人所有学问的总结,更是所有中国式学问的根本立足点和出发点。只要我们还头顶苍天,脚踩大地,还在社会中生活行事,我们就必然离不开这种"天人关系"。

(一)针刺原则之三因制宜

《灵枢·官能》云:"用针之服,必有法则,上视天光,下司八正,以辟奇邪……故曰'必知天忌'"。这里明确提出施针时必须通天时、地理,知邪之虚实,方可"避而不犯"。时间及空间,与人体脏腑、气血、经脉运行的部位、多少、深浅等具体情况存在必然规律和紧密联系,这是总的针灸治疗原则,我们应当注重学习掌握,并在临证中着意应用和体会[81]。

---

[81] 姜青松,王庆其. 浅谈三才思想在针灸学中的体现[J]. 中国针灸,2014,34(7):709-712.

所谓三因制宜，就是在治疗疾病的过程中，要根据人的性别、年龄、体质个性、社会地位、生活习惯等不同，以及季节、环境的差异来制定适宜的个性化的治疗方法，即因人、因时、因地制宜。使用针灸治疗疾病，若不能三才兼顾，不懂三才宜忌，则难取得良效。

这是三才思想在中医治疗原则上的具体体现，是把不同的人放在不同的时间、空间中进行"具体问题，具体分析"的个性化诊疗方案。"三才思想"指导下的"三因制宜"，要求我们在针灸治疗过程中，充分考虑天时、地利、人和要素，理解天地人三才相互影响、密不可分的关系，并依据三因在疾病中所体现出的强弱不同而进行整体性和差别性治疗。

（二）针刺深度之三因制宜

1. 因人制宜

针刺深度之"因人制宜"，主要是指在针刺过程中，根据患者不同的年龄、形体、职业等因素，选择合适的针刺深度，从而达到扶正祛邪、平衡阴阳、补虚泻实的目的。

《灵枢·根结》和《灵枢·逆顺肥瘦》都讲到了针刺深度与患者的年龄和体型因素之间的关系。《灵枢·根结》在针刺深浅问题上将"王公大人"与"布衣之人"因饮食、形体、劳逸等因素所导致的体型、血气差异做了对比，得出："王公大人"因常食膏粱之味，膏粱厚味则津液充足，营血有余，且"王公大人"多生活安逸，少劳则身体柔脆、肌肉软弱，血气慓悍滑利。故针刺时，宜"微以徐之""气滑即出疾""针小而入浅"；而"布衣之人"因常食菽藿之味，菽藿味淡则营血不充，且"布衣之人"劳作辛苦，多劳则形体刚强、肌肉壮实，血气涩滞。故针刺时，宜"深以留之""气涩则出迟""针大而入深"。可见，不同体质的人群所需的针刺深度与针刺的刺激量不同，"王公大人"对刺激的耐受程度小，应适当浅刺，留针时间亦短；而"布衣之人"对刺激的耐受程度大，因此可以适当深刺，且留针时间可久些。《灵枢·逆顺肥瘦》则将患者年龄的大小、形体的肥瘦壮弱及性情不同作为施治依据，结合经络走行规律、气血滑涩情况来决定针刺深度。从形色审血气：壮年体健者血气充足，皮肤坚固，可深刺且留针时间长；肩宽项薄、肤糙色黑、血浊气涩者性格好胜而勇于进取，可深刺留针且增加针刺次数；瘦人皮薄色淡、肉少声弱、血稀气滑，宜浅刺而快出；一般人血气调和，常规刺法即可。从性格察血气：身强骨坚者若沉稳好静则气涩血浊，治以深刺留针且增加针刺次数；若轻劲好动则气滑血稀，治以浅刺疾出。从年龄示血气：人出生时血少气弱，随后天发育和锻炼，血气才逐渐充实，因此，对婴儿施针宜浅刺而快出，一天可2次。

2. 因时制宜

针刺深度之"因时制宜"，主要是指在针刺过程中，根据时令气候节律特点，采取适宜的治疗原则。

"万物之外，六和之内，天地之变，阴阳之应"，大自然四时阴阳的消长有一定规律，人的脉象气血也会随此产生相应的变化。春暖、夏热、秋凉、冬寒，这四种不同的季节状态，可以影响人体经脉气血的升降浮沉运动。《素问·脉要精微论》有一段生动的描述："春日浮，如鱼之游在波；夏日在肤，泛泛乎万物有余；秋日下肤，蛰虫将去；冬日在骨，蛰虫周密，君子居室。"四季脉象及气血状态的变化犹如四季气候的寒暑往来，不断循环，更替变化。若按五体理论将五方神在体归纳为"筋、脉、肉、皮、骨"，那么"春日浮"和"秋日下肤"在筋、脉、肉中间层，刺宜适中，"夏日在肤"属于最浅层，宜浅刺，而"冬日在骨"属于最深层次，宜深刺。这些和《黄帝内经》中的四季针刺深浅理论不谋而合。在不同季节会感受不同的邪气，当邪气入侵后疾病的发作也有相应的部位，因此，在施针的过程中要注意邪气所处病位，所谓四季针刺深浅各有所宜，正如《灵枢·本输》云："此四时之序，气之所处，病之所舍，藏之所宜。"即所谓针刺深度之"因时制宜"。

3. 因地制宜

针刺深度之"因地制宜"是指在针刺过程中，不仅要考虑地理环境不同造成的体质差异，还要根据病变部位的深浅来选择合适的进针深度，从而达到最有效的治病目的。

《黄帝内经》一书中论及针刺时依据病位深浅合理选择针刺深度的文章总共有7篇，其中有2篇是从总的原则上强调病位深浅对针刺深浅的影响；有3篇是围绕"皮、肉、脉、筋、骨"五体的范畴来论述针刺部位或深度；另有2篇是就病程长短与邪入里表之关系、痛症和痒症的病位深浅关系，以及论痹的治疗时，遵其病变部位的深浅来决定针刺深度。但此时《黄帝内经》对针刺深度的认识还只是停留在定性的层面，到后世的《针灸甲乙经》在《黄帝内经》的针刺深度理论基础上，发展并提出了定量的记载，如"临泣……刺入三分""公孙……刺入四分""环跳……刺入一寸""承扶……刺入二寸"。这些虽只是各穴的具体进针深度，但基本已经形成了总的原则，即位于头面部及胸背部的穴位，针刺深度较浅；位于腹部、四肢，尤其是臀部的穴位，针刺深度较深，这与《黄帝内经》中所阐述的针刺深度理论相一致。

（三）针刺手法之"三才法"

诸多针刺手法要求进针后根据针刺深度，在腧穴下分三层或两层进行手法操作，如大家所熟悉的补泻手法"烧山火"及"透天凉"。明代徐凤所著的《针灸大全·金针赋》指出："初针，刺至皮肉，乃曰天才，少停进针，刺至肉内，是曰人才，又停进针，刺至筋骨之间，名曰地才。"后世称之为"三才法"，以《易经》"三才之道"为法则，源于《灵枢·官针》和《灵枢·始终》诸篇。《灵枢·官针》说："先浅刺绝皮，以出阳邪；再刺则阴邪出者……已入分肉之间，则谷气出。故刺法曰：始刺浅之，以逐邪气而来血气；后刺深之，以致阴气之邪；最后刺极深之，以下谷气。"《灵枢·终始》说："一刺则阳邪出，再刺则阴邪出，三刺则谷气至，谷气至而止。"其所谓三刺，就是分天、人、地三部行刺，浅部天部泻阳部之邪，人部中部泻阴部之邪，地部深部扶正气补谷气。祛邪扶正后谷气出而产生针感，即获得针刺应有的感应——得气。"三才"是"天人合一"思想的主要体现，这种整体观对中国人思想产生了深远的影响，也是中医学认识疾病和治疗疾病的基本原则。《周易》《道德经》《黄帝内经》等诸多典籍中均有运用"三才"之道治国、治人之论述。故三才，以皮内为天，肉内为人，筋骨间为地，实际上就是指穴的浅、中、深三层而言[82]。

---

[82] 柳少逸，蔡锡英.《周易》象数原理在针刺手法中的应用[J]. 周易研究，1991，（1）：67-71，77.

二、意象思维

意象思维是中国传统文化最具特色的思维方式。先贤难免言不尽意,通过"仰观俯察",设"象"以表达难以言传的思想。《周易·系辞下》云:"古者包牺氏之王天下也,仰则观象于天,俯则观法于地。观鸟兽之文与地之宜,近取诸身,远取诸物。于是始作八卦,以通神明之德,以类万物之情。"意象思维对中医藏象理论、气血理论、经络理论、禀质理论、病因理论、药物理论的影响与渗透,印证了中国传统医学中的意象思维与中国传统文化中的意象思维是一脉相承的。

(一)意象思维指导中医治法治则

治则,是治疗疾病过程中所遵循的基本原则,是在中医学整体观念和辨证论治精神指导下的治病准绳。治法,是在治则的指导下,对不同的疾病采取不同的具体的治疗方案,充分体现了其灵活性和多样性。中医对于治则和治法的选择及确立,通常会受到意象思维方式的指引,取象于生活之态、自然之理、社会之道而融入医学之中,成就了丰富多彩的中医治病思路。例如,将通腑泄热之法喻为"釜底抽薪",即当锅下柴多火旺时抽去柴薪则火减热退;将滋阴增液法喻为"增水行舟",即人体大便的排泄亦如舟一样需要津液的承载与润滑。

意象思维在具体的临床实践中需要医家根据象的特点形成自己的理论倾向,但如何选择针对疾病的象来指导治疗,却是见仁见智的过程。

(二)针刺补泻之取象比类

"取象比类"亦称"象思维",是将天道、人事的各种现象与认识进行类比与象征,以此说明宇宙、人事的道理或推出新的知识。《周易·系辞上》曰:"引而伸之,触类而长之,天下之能事毕矣。"取象比类多通过比喻、象征的表达手法,将抽象、艰深的医理用身边直观的物象或意象来推理、比拟和演绎,寓深奥的医理于生活中的具体物象和日常感悟中。

1. 水流现象类比人体经脉气血运行

中医关于人体血气经脉的构想与"水"的喻象密切相关。古人通过长期农业生产和治水实践对自然界江河水流有深刻认识,故常借此比喻气血在人体的循行规律,如东汉王充在《论衡·道虚》中言:"血脉之藏于身也,犹江河之流地"。因此,针刺以疏通经脉、调畅气血为要,故《黄帝内经》早期针刺疗法多用来祛除瘀血、脓水等积滞,有刺络放血、铍针取脓、大针泻水等多种方法,并将此喻为"拔刺、雪污、解结、决闭",曰:"夫善用针者,取其疾也,犹拔刺也,犹雪污也,犹解结也,犹决闭也。疾虽久,犹可毕也"(《灵枢·九针十二原》)。后来,通调经气逐渐成为针刺补泻的主旨,水流又常用以象征经气运行,如《论衡·寒温》曰:"水之在沟,气之在躯,其实一也",《灵枢·脉度》曰:"气之不得无行也,如水之流,如日月之行不休"。

"血气为病,如水患之害,亦有补、泻、决渎,防其枯竭、满溢与壅塞",古人将人体经脉气血运行比作自然界的水流现象,指导针刺应除邪滞、补气血,运用各种不同针法,根本目的均在于疏通经脉，调畅气血。可见，借助自然界治水的道理，古人所立针刺补泻主旨的由来和蕴意就变得显而易见。

2. 风箱原理类比针刺补泻

针刺补泻的操作手法十分丰富，尤其是在针刺调气法发展后，操作手法就变得更加复杂多样。一些补泻手法在命名上就采用了比喻的修辞方法，如烧山火、透天凉，用以形容补泻后的凉热感受；又如青龙摆尾、白虎摇头、苍龟探穴、赤凤迎源等，借用龙虎龟凤的特殊姿态来形象地描述针刺操作时的不同术式[83]。此外，还有一些不易被察觉的取象比类内容。

《道德经》言："天地之间，其犹橐籥乎？虚而不屈，动而愈出。"按照老子的说法，天地被喻为一个大大的风箱。天人相应，天地是大宇宙，人体是小宇宙，人身也是由气组成，肺司呼吸，对人体气机升降出入起着重要的调节作用。故明代《医贯·内经十二官·形景图说》曰："肺乃清浊之交运，人身之橐籥"，清代《吴医汇讲》曰："升降出入四字，为一生之橐籥，百病之纲领。"可见，古人以橐籥（风箱）比喻人身之肺，人身气机与外界一直保持着交换。

针刺调气的模型正是在此认识基础上确立的，从这一视角出发，呼吸、徐疾、开阖、提插等补泻手法的旨意就易于领会。具体而言之，古人针刺补泻实际上隐含有一种想法，即认为针刺调气与橐籥（风箱）的作用原理相似——风箱的拉杆运动能够输送空气产生鼓风效果，针体的进出犹如风箱拉杆，也能够带动人体气机的出入。对此最典型的描述见于《难经·七十八难》，其言："顺针而刺之，得气因推而内之，是谓补；动而伸之，是谓泻"。针孔是针刺时人体之气进出的道路，补将正气从外纳入，故需进针时间长，泻则相反，所以有"徐而疾则实，疾而徐则虚"，这就是徐疾补泻法的由来和依据。针孔开放时，邪气得出，故"外门不闭，以出其疾，摇大其道，如利其路，是谓大泻"（《素问·调经论》），反之补入正气后，针孔应闭合，以防气机外泄，这就是开阖补泻法的由来。可见，如果以橐籥（风箱）为模型进行类推，徐疾、开阖、提插补泻法的作用原理就变得明朗了。

从古时家家户户常见的风箱的作用原理类推，针刺调气多种基本手法的立意和内涵就变得形象而易懂。把握古人思维中这一特点和主线，即使是更为综合、复杂的复式操作手法，从这一角度分解其步骤，其含义也能变得直观而明了。

3. 以天圆地方类比针刺补泻

《灵枢·官能》曰："泻必用员，切而转之，其气乃行……补必用方，外引其皮，令当其门，左引其枢，右推其肤，微旋而徐推之"，杨上善释曰："员谓之规，法天而动，泻气者也。方谓之矩，法地而静，补气者也"（《太素·设方·知官能》）。杨氏从天动、地静的特点，来类比、归纳针刺补法与泻法的不同操作特征。明代张介宾释曰："员，流利也……用针员活而迎夺之，则气出乃疾，故可以泻……方，即端正安静之谓"（《类经·针刺类·九针推论》）。赵京生教授考证，亦认为："补泻方圆的概念，比喻和概括补泻刺法的操作特点，即泻法操作以动为特点而称圆，补法操作以静为特点而称方"。方圆补泻是古人采用宇宙中

---

[83] 李素云. 取象比类在传统针刺补泻理法中的应用[J]. 中国针灸，2018，38（9）：1001-1005.

天圆地方的运动特点,来形象区分补法、泻法时两者操作的不同特征,采用了"象思维"的体象悟道、归纳演绎等模式。

4. 以射箭打靶类比针刺补泻

针刺操作时,进针和出针时机是针灸治病的关键,《黄帝内经》对此很重视,多处采用射箭的动作来类比说明,将如何把握进出针时机描写得惟妙惟肖。《灵枢·九针十二原》曰:"刺之微在速迟,粗守关,上守机,机之动,不离其空,空中之机,清静而微,其来不可逢,其往不可追,知机之道者,不可挂以发,不知机道,叩之不发,知其往来,要与之期,粗之暗乎,妙哉工独有之。"文中"粗守关,上守机"表达了古人对针刺时机选择的重视程度。《素问·宝命全形论》用"伏如横弩,起如发机"来描写留针候气、迅速起针的情形。"机"的古字同"機",本义是指弓弩上的发射机关。杨上善曰:"机,弩牙也。主射之者,守于机也。知司补泻者,守神气也"(《太素·九针要解》)。射箭是有目标,即靶心的。针刺犹如射箭,靶心正是补泻对象,即腧穴中的传输之气(包括正气、邪气),故"机之动,不离其空",进针或出针的时机均要从腧穴中所传之气的盛衰变化来感知。《灵枢·官能》曰:"是故工之用针也,知气之所在,而守其门户,明于调气,补泻所在,徐疾之意,所取之处",马莳注曰:"知机之道者,唯此一气而已,犹不可挂一发以间之……必能知其往来,有逆顺盛虚之机,然后要与之期,乘气有可取之时"(《灵枢注证发微·九针十二原》)。

5. 以吞钩云散类比针刺得气及疗效

针刺取效的关键在于得气,但是得气的感觉主观而微妙,是很难用语言来表达的,正如张志聪在《黄帝内经素问集注》是所说:"得气之妙,不可以言语形容也"。但古人已经观察到人体中气的运动变化是有表征的,气感明显时能够被人感知到,古人常将针刺"得气"描述为一种动感。

元代窦汉卿所著的《标幽赋》从医者角度对"气至"也有形象描述:"次察应至之气,轻滑慢而未来,沉涩紧而已至""气之至也,如鱼吞钩饵之沉浮;气未至也,如闲处幽堂之深邃"。"沉涩紧"相对于"轻滑慢";"鱼吞钩饵之沉浮"相对于"闲处幽堂之深邃",突出了由静态到动态的变化。"紧"含有肌肉收缩之意,故得气时针下产生沉涩感,气来甚时会使针体出现沉浮的感觉,似鱼吞钩饵,以上语句前后对比分明,描述生动逼真。宋代《太平圣惠方》与窦氏的描绘很相似:"得气如鲔鱼食钓,即得其病气也。"元代滑伯仁亦在《难经本义》中谓:"停针待气,气至针动,是得气也。"

《灵枢·九针十二原》对针刺疗效也有经典描述:"刺之要,气至而有效。效之信,若风之吹云,明乎若见苍天"。云作为一种意象,在古文中十分常见,它形态万千、变化多样,有多种象征意义。《灵枢·九针十二原》在此处借用自然界风吹云散、拨云见天的现象,来说明针刺起效后人体机能所发生的明显变化,是一个巧妙而生动的比喻。

以上关于针刺得气的内容,无论是从医者、患者角度的描述,还是对针刺疗效的整体描绘,基本都采用了比喻、象征的形象化表达,这不仅是简单的文句修辞方法,更多反映的是古人集体性的取象比类思维习惯。

三、中和思想

中和思想植根于中华传统文化，是极具特征性的哲学思想之一，在中国哲学发展史上占据重要地位。在数千载的文化长河中，"中和"扮演了或深隐或易见的不可或缺的角色，在政治、伦理、宗教、教育、文学、艺术等不同领域影响着中华民族的发展，影响着人们对事物与世界的认知，影响着人们的思维方式和行为准则。中医学的孕育与发展深受我国古代哲学思想影响，其与中和思想存在千丝万缕的关系。"中和"是人体内部各部分之间及人与自然之间的和谐，"中和"养生观秉承"上医治未病"的预防医学思想，崇尚对于生命的养护，认为得中和则仁寿康宁。

1. 以中和思想指导针刺补泻

《素问·生气通天论》曰："阴平阳秘，精神乃治。"疾病的发生，在于阴阳不和，"仅察阴阳所在而调之，以平为期"是中医治疗的最终目标，"和其不和"是中医学的治疗原则。

这种医学上的中和思想又可指导具体的针刺操作。针刺补泻理论的建立源于《黄帝内经》。《灵枢·官能》言："用针之服，必有法则。"针灸在临床上必须根据病症的虚实属性来施行补法或泻法。《灵枢·经脉》说："盛则泻之，虚则补之，热则疾之，寒则留之，陷下则灸之。"《灵枢·根结》曰："用针之要，在于知调阴与阳。"《灵枢·九针十二原》言："凡用针者，虚则实之，满则泄之，宛陈则除之，邪胜则虚之……虚实之要，九针最妙，补泻之时，以针为之。"这些关于针刺补虚泻实的论述，皆是从临床具体情况出发，针对不同患者的不同病情及不同的发病时间，选用合适的腧穴，并运用合理的补泻手法，对正虚者扶其正（补），对邪实者祛其邪（泻）。《灵枢·终始》说："凡刺之道，气调而止，补阴泻阳，音气益彰。"医者据此补泻原则，通过针刺手法来补正气，泻邪气，以达到调和阴阳，恢复正常的生理状态。这种辨证补泻，为使患者体内外重新达到或恢复阴阳平衡的"中和"状态，在理论和实践上都执行"中和"法则。

2. 中和思想的医德内涵之"大医精诚"

德的本意是顺应自然、社会和人类客观规律去做事。德是考量一个人素质、修养的基本标志，司马光在《传家集》[84]中指出"中和正直，人之德也"。医德源于道德之纲，孙思邈在《大医精诚》中系统地阐释了医生应具备的医德操守，受《大医精诚》的影响，后世历代医家也把"诚"作为医生的道德标准，可见中和思想内涵之"诚"对医德的影响深远。

国医大师、针灸大家任作田自幼功习胡生、武丑，后精钻针灸学，创"八法神针"和"经验十法"。其热心抗战事业，在缺医少药的艰苦条件下，以其精湛的针灸医术，用手中的银针，为八路军的干部、战士和边区的群众治病，为众多的患者及时解除病痛，深受广大官兵的尊重并引起了中央领导的重视。吴棹仙以针济世，运用"子午流注"之"烧山火""透天凉"针技，辨证施治，采用不同时辰进针和不同针刺手法治疗，使不少危重患者针到病除，被人誉为"神针"。抗战期间，尽管时局艰难，吴老依然坚持兴办中医学校，为国家

---

[84] 司马光. 司马温公集编年笺注（五）[M]. 李之亮，笺注. 成都：巴蜀书社，2009：123.

培养中医学人才，并在其开办的药馆设置施诊处、施药处，聘请内、外、妇、幼、针灸医生轮流值班，惠及贫困患者，造福一方百姓。郑毓琳一生秉承家学，勇于创新，成功地将气功与中国传统针灸针法相融合，形成了一套独具特色的郑氏针法，治疗眼疾重症等疗效卓著，为身处黑暗中的百姓带去光明。承淡安主张衷中参西，中西医并重，擅长结合现代解剖学考订腧穴定位，主张辨病辨证相结合的临床实践，提倡使用新的科学技术研究针灸经络，并探索针灸器械及用具的革新，在毫针、揿针、艾条上都有创新。

但凡针灸大家都有着超于常人之习医练功的耐性，数十年寒窗造就了过人的医术。他们用手上的"神针"救死扶伤，同时他们总结、撰写了多部医学著作用于教授后人，"大医精诚"精神在针灸大家的身上体现得淋漓尽致，值得我们每一位医者学习传承。

四、变易思想

"日月为易"，变易思想的发生是基于天文和自然认识的成果。在变易思想的影响下，中医以气化和阴阳之变来阐明生命的生化原理，建立了人与时空、万物相统一，身体各部分相互关联，形神一体的中医理论体系。"气一元论"背景下的变易观是中医的灵魂。

1. "气一元论"与针刺得气

"气"是中国古代哲学表示物质存在的基本范畴，中医学对生命的认识也是源于古代哲学"气"的范畴，又从中医独特角度对哲学层面的气加以继承与发展。中国古代哲学"气一元论"，又称"元气论"，发源于春秋战国时期，成熟于东汉时期，以"气"来探求宇宙的本原、阐释世界一切事物的发生、发展和变化的规律。气的概念最早见于西周末年太史伯阳父的言论中："夫天地之气，不失其序。若过其序，民乱之也。阳伏而不能出，阴迫而不能烝，于是有地震。"再如《国语·周语》将天气分为阴、阳、风、雨、晦、明六种。"气一元论"强调气是万物的本原，既具有物质性，又具有能动性，时刻处于弥散、聚合状态，并产生各种变化，推动事物发展，是物质与功能的统一。中医学中的气也是生命物质与生理功能的统一。

在针刺技术发明的早期，医家就十分重视"气"的变化和分布，毫针刺法的基本要求之首即"针刺得气"。《灵枢·九针十二原》形象地给出了得气的指征："刺之要，气至而有效，效之信，若风之吹云，明乎若见苍天，刺之道毕矣"。《灵枢·小针解》明确了促使得气的局部守气法："上守机者，知守气也。机之动不离其空中者，知气之虚实，用针之徐疾也。空中之机清净以微者，针以得气，密意守气勿失也"。《灵枢·刺节真邪》言："用针之类，在于调气。"调气即是在得气后再适当调节其感应，以调养人体之气，畅行脏腑气机，增强五脏气化功能，进而调和五脏之神，使气聚精盈神旺，增强人体抗病能力。《灵枢·终始》言："凡刺之道，气调而止"，意谓针刺治病的基本原则，是以达到阴阳之气和调而后止针。《针灸大成》指出了得气与否是判定正邪的依据："针若得气速，则病易愈而效亦速也；若气来迟，则病难愈而有不治之忧。"

中医学对中国古代哲学"气一元论"思想进行了深入的继承与阐发，形成了关于人体变化及人与自然、社会环境相吸相映、交感统一的深刻认识，并贯穿于中医学的生理、病理、诊疗、养生等各方面[85]，而针刺得气中的经气感应亦是医患的主观感觉与腧穴局部客观表象两方面的有机结合。患者感觉到的酸、麻、胀、痛、重、凉、热、触电、跳跃、蚁走感等与医者感觉到的针下沉、涩、紧等感觉，以及我们能观察到的针刺腧穴局部后的紧张凸起、穴位处肌肉的跳动、循经性皮疹等现象，都是气循行于经脉，针刺得气的表现，充分体现了气之能动性。

2. 补泻手法中的"六阴九阳"

在针刺复式补泻手法中，最著名的是"烧山火"与"透天凉"。"烧山火"是以徐疾、提插、九六、开阖四法的补法为主，配合捻转法的补法组成；透天凉是以徐疾、提插、九六、开阖四法的泻法为主，配合捻转法的泻法组成。烧山火进针至天部、人部、地部后都要慢提紧按 9 次；而透天凉进针至地部、人部、天部后都要紧提慢按 6 次。这里提到的 9 次、6 次就是九六补泻法，简称为九六法。

这是以《易经》象数理论为依据的单式补泻法，即以奇数 1、3、5、7、9（天数）为阳，以偶数 2、4、6、8、10（地数）为阴，取其中九、六两数为基础，应用中以捻转、提插的九、六数或九、六的倍数作为补或泻的刺激量，在天、人、地三部行针的一种补泻方法。那为什么用九代表阳，用六代表阴呢？在《周易·系辞》中记载了我们所能见到的一种最古老最完整的筮法，即大衍筮法。大衍筮法通过分、挂、揲、归再之三变以后所得的数必定是"九、八、七、六"这四个数中的一个数。"八"为少阴之数，"七"为少阳之数，少阴、少阳为静，不变。"九"为老阳之数，"六"为老阴之数，老阳、老阴为动、为变。曰："爻也者效天下之动者也"，因此把"九、六"作为爻题，"九"不仅代表阳爻，还代表阳之动；"六"不仅代表阴爻，还代表阴之动。世间万物莫过阴阳，故"九、六"可代表万事万物的运动变化，这亦是中国古代哲学思想变易观的重要体现。历代文献，如《针灸大全》《针灸聚英》《针灸大成》《医学入门》等也有用九阳、六阴之数进行补泻手法的记载。《素问玄机原病式》有"子后面南，午后面北，视卦之爻，则子后阳升，午后阴降明矣"的论述，此即《针灸大成》所述："子后宜九数补阳，午后宜六数补阴。阴日刺阳经，多用六数补阴；阳日刺阴经，多用九数补阳，此正理也。但见热症即泻，见冷症即补，权也、活法也"。

此外，进火补法、进水泻法、阳中隐阴法、阴中隐阳法、青龙摆尾法、白虎摇头法、苍龟探穴法、赤凤迎源法、留气法与提气法、子午捣白法等复式补泻手法都综合运用了"三才法"与"九六法"等理论。

第二节 刺法中的兵家方略

兵家是先秦诸子百家之一。我国最早的兵法专书《孙子》（《孙武兵法》），著成于春秋时期，流传千载；之后的《吴子》（《吴起兵法》）也历来为人们所重。《老子》《淮南子》《吕氏春秋》等著作中，也有很多有关"用兵之道"的论述。标志着中医学及针灸学理论形成

---

[85] 韩诚，张俊龙，郭蕾，等. 气一元论及其对中医学的影响[J]. 中医杂志，2017，58（20）：1711-1715.

的《黄帝内经》成书于战国至秦汉时期。黄帝原本就为上古善用兵者，而《黄帝内经》的理论及临床内容均体现了诸多兵家方略。兵法中讲虚实、奇正，《黄帝内经》则言补虚泻实，邪正对比。《孙子·军争》云："无邀正正之旗，勿击堂堂之阵"，《灵枢·逆顺》直接引用兵法云"无迎逢逢之气，无击堂堂之阵"。另外，营气、卫气也是从军队安营扎寨"以帅兵为营卫"的概念而来。及至后世，常言"用药如用兵"，实则"用针也如用兵"。

一、如临深渊，手如握虎

《素问·宝命全形论》云："经气已至，慎守勿失。浅深在志，远近若一，如临深渊，手如握虎，神无营于众物。"其通常意指针刺候气守气时，要高度集中注意力，好像是站在万丈深渊的边缘一样谨小慎微，又好像是手中紧抓猛虎一样坚定有力，要专心致志，不为其他事情分神。而关于"手如握虎"，也有学者认为"虎"即虎符，又称兵符，是古代调兵遣将的一种信物，雕成虎形，始为玉石制，后有铜铸。虎符背面刻有铭文，分为两半，右半留于朝中，左半授予统兵之将帅。调兵遣将时须由使臣持符验合，方乃生效。如应劭著的《汉书集解》中有"国家当发兵，遣使者至郡合符，符合乃听受之"的记载。照此说来，"手如握虎"喻指持针如将士之承接诏令，手持虎符，整装待戈，其势森严至极。若按此解，正与前句"如临深渊"的意境浑然一体，相得益彰，均是极言针刺、守气、候气之谨严，其可信性据此可窥一斑[86]。

二、伏如横弩，起如发机

《素问·宝命全形论》中有"莫知其形，见其乌乌，见其稷稷，从见其飞，不知其谁，伏如横弩，起如发机"的记载。此处的"横弩"是指一种利用机械力量发射箭的弓；"机"是指弩上的机钮，即扳机。此段叙述的是，经气来时看上去是无影无形的；但细心体会就会发现，针下的感觉就像群鸟快速飞过一样。气盛之时，好像稷禾一样茂盛；经气往来就如鸟在飞翔，无从捕捉它的形迹。所以在针刺而经气未至之时，即血气之未应针，则伏如横弩之安静，要像箭在弦上，张弓待发；一旦经气来到，其血气应针也，则起如发机之迅疾，应迅速起针，如箭已离弦一样迅速。在《标幽赋》中则以"伏如横弩，应若发机"来形容针刺施术时，要像横弩待发一样，根据各种情况，在适当时机做出相应处理，准确地选定施术部位，其疗效也必然如箭发应手而中一样立竿见影。此处，即是将针刺治疗对应于射猎及战阵用兵。故而，在针刺治疗过程中，医者需懂得把握时机，因势利导，顺势而为。

三、把握战机，因势利导

兵家有"治气"的策略，《孙子·军争》云："善用兵者，避其锐气，击其惰归，此治气者也"；《淮南子·兵略训》曰："善用兵者，当击其乱，不攻其治，不袭堂堂之寇，不击

---

[86] 徐平. 释"手如握虎" [J]. 医古文知识, 1995, （2）: 32.

填填之旗。"意思是说，善于用兵的人，应当攻击混乱之敌，不攻击整肃之军，不去偷袭气势威严之寇，不去攻击军旗严整之旅。进退之间最重要的就是顺应时机，万物没有因为乱动而不被牵制住的。对于初遇的强敌应当避其锐气，静待其变，直至敌方出现松懈倦怠之时，便可率众进击，一举获胜。《灵枢·逆顺》中直接引用兵法之言以比喻针刺之法，如"兵法曰：无迎逢逢之气，无击堂堂之阵。刺法曰：无刺熇熇之热，无刺漉漉之汗，无刺浑浑之脉，无刺病与脉相逆者"，从针刺实践中得出正确的方法：应顺势而为，切不可以逆攻顺。关于顺逆的问题，古代兵家很是重视："以乱攻治者亡，以邪攻正者亡，以逆攻顺者亡。"《韩非子·初见秦》中的"三亡之说"本治国用兵之道，但所谓"治身与治国一理也"，针刺之法亦是如此。

把握时机、顺进逆退，是兵家与医者的共同理念，而时机则需要耐心地等待，所谓以静制动是一种谋略。《孙子·九地》曰："谨养而无劳，并气积力，运兵计谋，为不可测"，使力量逐渐壮大，最终克敌制胜。医家对于久病体弱气虚难复的患者，其治疗方略与兵法不谋而合。

兵家用兵强调得天时地利人和。《淮南子·兵略训》曰："上将之用兵也，上得天道，下得地利，中得人心，乃行之以机，发之以势，是以无破军败兵。"《黄帝内经》论医学，则强调知天文、地理、人事。这二者都是《周易·系辞》"有天道焉，有人道焉，有地道焉"的三才思想在军事和医学方面的体现。《孙子·九地》曰："不用乡导，不能得地利。""乡导"即向导，进军必用向导，以得地利。《医学源流论·用药如用兵论》曰："辨经络而无泛用之药，此之谓向导之师。"因此，医家用药，也贵"向导"，旨在引导之意。早在《素问·阴阳应象大论篇》中就提出："善用针者，从阴引阳，从阳引阴"。《类经》曰："病在阳而治其阴也。"张志聪在《黄帝内经素问集注》中阐释为"从阴而引阳分邪"，意指病在阳经，当先刺阴经以引导之。受此启发，后世医家多有发挥[87]。

《吴子·治兵》认为"用兵之害，犹豫最大。三军之灾，生于狐疑"，即犹豫狐疑为兵家之大害。《淮南子·兵略训》中"下将之用兵也，博闻而自乱，多知而自疑，居则恐惧，发则犹豫，是以动为人禽矣"，说的是无能之将在战机当前疑惑犹豫，必反受其害。犹豫、狐疑不仅是兵家大害，亦是医者所大忌，尤其在救治危急重症之时，更须当机立断予以诊治，断不能犹豫不决。唐代孙思邈在《备急千金要方·大医精诚》中告诫人们："病宜速救，要须临事不惑，唯当审谛覃思"，并强调："省病诊疾，至意深心，详察形候，纤毫勿失，处判针药，无得参差"，这提示在临床上尤其是亡阳厥脱之证，危在瞬息，回阳救急，不可犹豫。而医者只有通过平时不断地磨炼及大量积累临证经验，才可能做到遇事不惑，果断处理。

第三节 刺法中的中医思维及文化元素

针灸学是中医学的重要组成部分，其理论基础、思维方式与中医学一脉相承。刺法中的治神守神、择时取穴针刺（时间针灸学）、留针时间、异常情况预防等诸多方面都包含着中医文化元素，体现了中医特有的思维方式。而"自然无为"和"仁者爱人"等传统中国

---

[87] 胡蓉，严世芸. 论诸子兵法思想与中医治疗时机[J]. 中医杂志，2019，60（5）：448-450.

文化思想的精髓对刺法的操作更是有深远的影响。

一、"形神合一"与治神守神

"形神合一"理论是中医理论的重要组成部分,"形"是人体一切有形实体,包括脏腑、经络等。"神"是人体一切生命活动的基础,可分为广义之神和狭义之神。广义之神是整个人体生命活动的外在表现,神即生命;狭义之神乃是指人体的精神活动,神即精神,魂、魄、意、志、思等皆属于此范畴。"神"在中国古代是一个非常广泛的概念,《荀子·天论》云:"万物各得其和以生,各得其养以成,不见其事而见其功,夫是之谓神"。《素问·天元纪大论》云:"物生谓之化,物极谓之变,阴阳不测谓之神",认为"神"既是生命的本源和本质,也是精神活动的物质基础。

关于形与神的关系,范缜《神灭论》言:"神即形也,形即神也,是以形存则神存,形谢则神灭";《黄帝内经》认为形神是平等的,且相互影响,进而统一,形依赖于神的统摄,神又依附于形而存在,所谓"形恃神以立,神须形以存"。《素问·汤液醪醴论》指出:"精神进,志意治,故病可愈",如若意志消沉、精神涣散则会"精气弛坏,荣泣卫除",最终"神去而病不愈也",因此治神对于疾病的治疗就显得尤为重要。

"治"字,从水,台声,为形声字,其本义与水有关。清代《说文解字注》中将"治"释为"治水"。《辞源》注释为管理、梳理、惩处、较量,与"乱"相对,如"治世"与"乱世"相对。《论语·宪问》中记载:"祝鲍治宗庙,王孙贾治军旅",此处"治"字为"主管"之意。由此可见,"治"应当是长期积累的过程,而非临时之举措。

《灵枢·官能》指出:"用针之要,无忘其神"。这说明刺法的关键在于治神。《素问·宝命全形论》曰:"凡刺之真,必先治神。"治神是针刺治疗疾病的基础和前提,古人已经深刻认识到治神在刺法过程中的重要性,针刺治神的过程是养神以养形的过程。《灵枢·小针解》说:"上守神者,守人之血气有余不足,可补泻也",阐释了上工根据患者气血的虚实情况来选择正确的补法或泻法,以此来守其神。

守神分为医者守神和患者守神两方面。医者守神,首先要端其身,聚其神。马莳曰:"凡刺家真要之法,必先正己之神气,盖惟神气既肃,而后可专心用针也。"医生施术时要注意力高度集中,"目无外视,手如握虎,心无内慕,如待贵人";其次要技熟针牢,察神施针。《灵枢·九针十二原》云:"持针之道,坚者为宝……神在秋毫,属意病者,审视血脉者,刺之无殆",这不仅要求医生施针时技术娴熟,意聚针下,而且在此过程中要注意观察患者面部表情,根据患者神情变化做出相应处理,令医患两者之神相融互通。患者守神,一则需要患者放松心情,积极配合针刺,这就需要我们做到《灵枢·师传》所言:"语之以其善,导之以其所便",以使患者保持一个最佳的治疗状态;二则需要患者真气内守,集中意志于针刺之处。然而,我们在临床中发现患者在治疗过程中打电话、刷手机等现象屡见不鲜,他们觉得留针期间做点别的事还能够打发时间,这两件事情也互不影响,殊不知,这样不仅不能做到守神,还会过多的耗神,那么针刺的疗效也必大打折扣。所以,患者守神也是保证临床针灸疗效的一个必备条件[88]。

---

[88] 李苗苗,倪金霞,黄珍珍,等. 从"形神合一"理论浅谈针刺治神[J]. 中华中医药杂志,2020,35(3):1311-1313.

"形神合一"下的针刺治神守神，就是针刺时医者不仅要调整经络气血等物质基础，更要重视调神养神，以神为主宰，统帅全身的生命活动，通过经络把人体联系成一个有机的整体。从而实现"形"与"神"的统一，达到治疗疾病的效果。

二、"天人相应"与时间针灸学

"天人相应"是《黄帝内经》的重要观点，也是中医时间医学产生的基础。在古人看来，人与天地有着共同的本源和相似的规律，中医时间医学将人体的年、四季、月、日、时等时间节律与天地四时阴阳的规律相结合，强调时间医学治疗学"夫四时阴阳者，万物之根本"的治疗原则，"谨候其时，病可与期，失时反候者，百病不治"的治疗时机，以及"凡刺四时，必以时为齐"的治疗方法。

《素问·四时刺逆从论》云："春气在经脉，夏气在孙络，长夏气在肌肉，秋气在皮肤，冬气在骨髓中"，《灵枢·终始》说："春气在毫毛，夏气在皮肤，秋气在分肉，冬气在筋骨"。《素问·诊要经终论》言："春夏秋冬，各有所刺，法其所在。"这里的四时刺法亦秉承天人相应的思想，强调针灸治疗必须遵循法天地阴阳的原则。"法天则地，合以天光"，在针灸学的理论中，与时间医学紧密联系的子午流注针法、灵龟八法与飞腾八法等，皆体现了"因时施治"及"按时针灸"的原则。

1. 子午流注针法

"子午流注"中"子"和"午"是十二地支中的第一数和第七数，"子"是子时，即半夜；"午"是午时，即正午，都代表时间，是我国古代用来记时、标位及记述事物生长化收藏等运动变化过程或状态的符号，即指时辰；"流注"二字都有水字旁，"流"是流动，"注"是灌注，原意是指江河水流的流通和注入情况，古人认为"人以天地之气生，四时之法成"，天人相应，自然界有十二经水，人体也有十二经脉，《灵枢·经水》就是专门论述这一问题的。"经脉十二，外合于十二经水，而属于五脏六腑。"经脉是人体运行气血的通道，因此"流注"二字在人体的意思就是指气血的流通和注入情况。

所谓子午流注理论，是把一天二十四小时分为十二个时辰，对应十二地支，与人体十二脏腑的气血运行及五输穴的开合进行结合，在一天十二时辰之中人体气血首尾相衔的循环流注、盛衰开合有时间节奏和时相特性。而人体十二经脉在十二个时辰表现出的有兴有衰，则是因太阳与地球位置变化之引力所致。其具体规律是：营气从手太阴肺经开始，在十二经脉循行一周后又回到手太阴肺经，如此日复一日的"常营不止，周而复始"。

《灵枢·营气》提到了除十二经脉外，奇经八脉中的任脉和督脉也参与上述的循环："从肝上注肺，上循喉咙，入颃颡之窍，究于畜门。其支别者，上额循巅下项中，循脊入骶，是督脉也，络阴器，上过毛中，入脐中，上循腹里，入缺盆，下注肺中，复出太阴。此营气之所行也，逆顺之常也"。那么，一天只有十二个时辰，却有十四条经脉参与循环（十二经脉加任督二脉），时间如何分配呢？在一天中的什么时间营气会流注于任脉和督脉呢？明代的《血头行走穴道歌》给出了答案："周身之血有一头，日夜行走不停留；遇时遇穴若伤损，一七不治命要休。子时走往心窝头，丑时须向泉井求，井口是寅山根卯，辰到天心巳凤头，午时却为中原会，左右蟾宫分在未，凤尾属申屈井酉，丹肾俱在戌时位，六宫直等亥时来，不教乱缚斯为贵"。即，子时心窝（鸠尾穴）→丑时泉井（膻中穴）→寅时井口（廉泉穴）→卯时山根（王宫穴，印堂下一寸鼻根处）→辰时天心（百会穴）→巳时凤头（风府穴）→午时中原（脊中穴）未时蟾宫（肾俞穴）→申时凤尾（长强穴）→酉时屈井（会阴穴）→戌时丹肾（关元穴）→亥时六宫（神阙穴）。周而复始。

综合以上，营气每日按次序循行十二经脉一周，这一过程可称为"大周天"，同时营气每日还沿着督、任二脉（即沿着人体的前后正中线）循行一周，这一过程可称为"小周天"。因为这两个周天都是从肺出来并且最后都要回到肺中，所以说"肺朝百脉"；也同样是因为肺调节营气以大小周天的节律运行，所以《素问·灵兰秘典论》说："肺者，相傅之官，治节出焉。"这个"节"指的就是节律[89]。

子午流注针法将人体经脉中气血盛衰开阖作为针灸施治的主要条件，强调时辰与经络、穴位的对应关系，重视时间因素对针灸效应的影响。讲到子午流注的原理，古今医者最喜引述的是《黄帝内经》中因时制宜的刺法思想。按《素问·八正神明论》论述："凡刺之法，必候日月星辰，四时八正之气，气定乃刺之。"择日而调，顺时而治，按时取穴，使"人与天地相参"，以调和自身气血阴阳，纠正机体气血的偏盛偏衰，实现通经治病的目的。

子午流注针法大致分为"纳甲法""纳子法""养子时刻注穴法"三种。"纳甲法"是一种以天干为主的按时开穴的方法。"纳子法"是根据十二经脉气血流注时刻，在相应经脉上选穴，当其时泻其子，过其时补其母来取穴治病的一种方法。"养子时刻注穴法"是以五门十变为基础，配合阴阳五行、日时天干，逐日按时按刻开取十二经五输穴的一种针法。

以"纳子法"中补母泻子取穴法为例，古人认为人体气血循环依次流注于十二经脉之中，恰好一一对应十二时辰，即寅时对应肺经，卯时对应大肠经……以本经经脉的五行属性和五输穴的五行属性为基础，推算母子关系，按照五行相生相克规律"虚则补其母""实则泻其子"和"刺其来迎而夺之""刺其去随而济之"的原则按时取穴。如肝郁气滞型痛经，当在肝气方盛的丑时，取行间穴行泻法，再配太冲、大敦以疏肝理气；肝肾不足型痛经，当在肝气方衰的寅时，取曲泉穴行补法，或在肾气方衰的戌时，取复溜穴行补法，再配关元、肾俞以补益肝肾、温养冲任。以上便是运用子午流注"纳子法"治疗痛经的例子。痛经前后各阶段，根据气血流注部位及盛衰不同而配以不同穴位，补虚泻实，随症施针。此外，亦可酌情选用次髎、十七椎等治疗痛经的效穴以增强止痛之功[90]。

2. 灵龟八法与飞腾八法

"灵龟八法"与"飞腾八法"都是按照时间计算取穴的特殊针灸方法，亦是"人与天地相参也，与日月相应也"理论的具体体现。两者有许多相似之处，如都使用干支纪日、纪时法，都使用八脉交会穴、九宫八卦图等。元代王国瑞《扁鹊神应针灸玉龙经》中的"飞腾八法"是当今"飞腾八法"与"灵龟八法"的前身，明代医家徐凤的《针灸大全》标志着当今版本"灵龟八法"与"飞腾八法"的正式形成。其后明代医家杨继洲在《针灸大成》中补充了徐凤关于"灵龟八法"的记载，标志着"灵龟八法"已发展到完善的阶段[91]。

---

[89] 高树中. 一针疗法：《灵枢》诠用[M]. 济南：济南出版社，2006：142-144.
[90] 张泽华，袁浸尧，董敬，等. 小议中医时间医学治疗痛经[J]. 世界最新医学信息文摘，2019，19（43）：243.
[91] 刘涛，朱建平. "飞腾八法"与"灵龟八法"渊源考[J]. 天津中医药，2017，34（2）：110-112.

"灵龟八法"又称"奇经纳卦法",是运用古代哲学的九宫八卦学说结合人体奇经八脉气血的会合,取其与奇经相通的八个经穴为基础,按照日时干支的数字变易,采用数学演绎推算人体气血的盛衰,采取按时开穴施治的一种传统针刺方法。"灵龟"一词始见于《周易·颐卦》,其曰:"初九,舍尔灵龟,观我朵颐,凶。"《尔雅》中亦有关于"灵龟"的记载,其中的"灵龟"均指能够作占卜之用的巨龟。《周礼》第一次提出了有关"八法"的说法,是周朝管理官府的通用办法。"灵龟八法"以文王后天八卦同洛书九数的结合为基础,又将八脉交会穴与其匹配,形成一个"数、卦、穴"统一的特殊结构,即"穴在卦上,卦与数合",八卦结合四方,即成九宫。传说伏羲时有龙马出于黄河,马背有旋毛如星点,称作龙图或河图。伏羲取法以画八卦生蓍法。夏禹治水时有神龟出于洛水,背上有裂纹,纹如文字,裂纹条数是"戴九履一,左三右七,二四为肩,八六为足,五居中央",是为洛书,被记载在《尚书·洪范九畴》。"灵龟八法"的算法是以日干、日支、时干、时支代数相加,阳日(甲、丙、戊、庚、壬日)除九,阴日(乙、丁、己、辛、癸日)除六,余数合卦。余数若是五,则寄于坤卦,没有男女的区别。八卦与八穴的配属关系是:坎卦对应申脉穴,坤卦对应照海穴,震卦对应外关穴,巽卦对应临泣穴,乾卦对应公孙穴,兑卦对应后溪穴,艮卦对应内关穴,离卦对应列缺穴。在《八法歌》中,徐凤还将八穴两两相配的关系命名为"父母""夫妻""男女""主客"。

"灵龟八法"开穴即临证根据"逐月日干支表""时干支查对表""灵龟八法六十甲子逐时开穴表"进行取穴治疗。如2021年8月11日10:00时,胃脘痛患者就诊,根据灵龟八法开穴方法:查"逐月日干支表"知8月11日的日干支是辛卯,查"时干支查对表"知辛日10:00时干支是癸巳,查"灵龟八法六十甲子逐时开穴表",辛卯日巳时应开公孙穴,公孙属足太阴脾经络穴,通于冲脉,为乾卦,为天,称父,"父母"相合,主治心、胸、胃之病症;可配取手厥阴心包经之内关穴,内关通于阴维脉,为艮卦,是阴血之母,称母。故辛卯日上午巳时,胃脘痛患者当开公孙,配取内关穴[92]。

"飞腾八法"又名"奇经纳甲法",是在中国古代六十甲子、河图、络书、八卦等理论基础上,衍生出的一种以八卦、八脉、八穴为核心的按时开穴取穴方法,是时空模式在针灸应用中的体现。"飞腾"一词最早见于《楚辞·离骚》,其曰:"吾令凤鸟飞腾兮,继之以日夜"。在此引申为两层含义,一是指取穴精简,二是指取效迅速。"八法"指八脉连八穴、八穴配八卦、八卦通八脉,将十天干的甲、壬重合,乙、癸重合,使天干数与八相对应,构成了天干、八卦、八穴特定的配属关系[93]。"飞腾八法"的算法则不用日干支和时干支的代数相加,而是以时天干直接对应八卦,即"壬甲公孙即乾,丙居艮上内关然。戊午临泣生坎水,庚属外关震相连。辛上后谿装巽卦,乙癸申脉到坤传。己土列缺南离上,丁居照海兑金全"。

不通则痛,不荣则痛,气血瘀滞或失养均能导致痛证的发生。奇经八脉能有效调节十二经之气血,灵龟八法和飞腾八法则利用其治疗的时间优势,使奇经八脉之疏通和濡养十二经脉气血的作用得以更充分地发挥,治疗痛证见效亦更快捷。

---

[92] 管遵惠,管薇薇,管傲然,等. 管氏灵龟八法的传承与临床运用[J]. 中华中医药杂志, 2022, 37(6): 3287-3292.
[93] 龙梅. 时空针灸飞腾八法治疗原发性失眠的临床研究[D]. 成都: 成都中医药大学, 2020.

三、"天人合一"与留针时间

"天人合一"是宇宙自然和人体生命现象的有机统一，是天地大宇宙，人体小宇宙的统一。中医针灸学理论的建构以中国传统文化为基石，同时借助于一定的时空坐标体系，故天人合一理论与中国古代天文学有着千丝万缕的联系。

古人认为人体行于脉内的营气与天上星宿运行的时间节律存在对应关系，并在此基础上确定了针刺得气后的留针时间。《灵枢·五十营》记载："黄帝曰：余愿闻五十营奈何？岐伯答曰：天周二十八宿，宿三十六分；人气行一周，千八分，日行二十八宿。人经脉上下左右前后二十八脉，周身十六丈二尺，以应二十八宿，漏水下百刻，以分昼夜。故人一呼脉再动，气行三寸。一吸脉亦再动，气行三寸，呼吸定息，气行六寸；十息，气行六尺，日行二分。二百七十息，气行十六丈二尺，气行交通于中，一周于身，下水二刻，日行二十五分。五百四十息，气行再周于身，下水四刻，日行四十分。二千七百息，气行十周于身，下水二十刻，日行五宿二十分。一万三千五百息，气行五十营于身，水下百刻，日行二十八宿，漏水皆尽，脉终矣。所谓交通者，并行一数也，故五十营备，得尽天地之寿矣。"此段文字的意思是周天有二十八宿，人有二十八脉，在周身的长度是十六丈二尺，恰好相应于周天的二十八宿。据漏水滴下百刻为标准，来划分昼夜。人呼或吸一次，脉跳动两次，气行三寸，一呼一吸，叫作一息，气行六寸。以二十七息，气行一丈二尺六寸计算，二百七十息，气行十六丈二尺，气行交流通贯于经脉中，循行周身一周，漏水滴下二刻，日行二十分有零。一万三千五百息，气行在体内循环了五十周，漏水滴下一百刻，日行二十八宿，漏水都滴尽了，经脉之气也走完了周天的五十周。因此，只要人的脉气能够经常保持一昼夜循行五十周，就可健康无病，活够天地所赐予的寿数。一天是50周次，那经气运行一周需要多长时间呢？50周=24时=1440分钟，所以经气运行一周的时间是1440分钟/50周=28.8分钟/周。故而，从针灸得气开始，留针时间应该是28.8分钟。

古人通过对天体运行的观察，并结合人体营气运行的时间节律，将留针时间定为30分钟左右。当然，临床上还要根据病情、针下是否得气和补泻需要来决定具体留针时间。留针时间的久暂亦取决于经脉之气的流畅程度，而经气之滑涩又受制于外界气温、证候的寒热属性、血之清浊和肤肉等身形组织的坚脆等因素。此外，《医学衷中参西录》曰："盖人之足经长、手经短，足经原可以统手经也。"故经脉长者，其循行时间也长，想要达到足够的刺激量，就必须予以更长的留针时间；经脉短者，循行时间短，则较短的留针时间就可以达到足够的刺激量。因此，对于留针时间，还需医者根据临床实际情况予以定夺。

四、"未病先防"与针刺异常情况预防

上医治未病，而针灸以其独特的防治特点，在治未病方面发挥着越来越重要的作用。一针一灸之间治疗疾病，虽具有简便安全的优点，但如果在操作时疏忽大意，没有掌握好针刺禁忌，或者由于针刺手法不当，对人体解剖部位缺乏全面了解，也会出现一些异常情况，例如晕针、滞针、弯针、折针、针后异常感、损伤内脏、创伤性气胸等。《针灸甲乙经》提出，在热势炽盛、大汗淋漓、脉象盛大燥疾的急病、脉象和病情相反、新内、大怒、大

劳、大醉、大饱、大饥、大渴、大惊大恐等脉乱气散的情况下不可进行针刺。正如《灵枢·逆顺》所载："无刺熇熇之热，无刺漉漉之汗，无刺浑浑之脉，无刺病与脉相逆者。"因此，对于初次接受针灸治疗的患者，特别是紧张焦虑者，要事先做好解释工作，解除其恐惧焦虑情绪，可避免晕针、滞针的发生；对于出现体虚、大汗、大泻等情况的患者，取穴宜精简、手法宜轻柔；对于出现饥饿或过度劳累情况者，应劝其进食后或待其恢复体力后再行针刺治疗；针刺时要选择舒适的体位，避免留针时移动体位而发生滞针、弯针等情况；同时，医者要仔细检查针具，不用劣质针具，手法要熟练，进针不能用力过猛，针身不能全部刺入，熟悉腧穴解剖结构，避开血管、神经针刺，胸背部等穴位要注意针刺角度、方向及深度等。充分了解针刺中可能出现的异常情况以及这些异常情况的发生原因，事先做好准备，尽最大可能防止这些异常情况的发生，正体现了中医"未病先防"的思想。

五、"自然无为"和"仁者爱人"思想影响下的刺法操作

"自然无为"是老子哲学思想中最重要的一个观念。自然是指事物本身的规律。《道德经》云："人法地，地法天，天法道，道法自然。"所谓"道法自然"是指道的规律是自然而然、无为而为的，强调宇宙间万物由其内在的规律和原因决定本身的存在、运动和发展，都是自然而然的，而不是靠外在其他的原因，也不受外界意志的支配。老子的"无为"是指不妄为，而非不作为，是要顺乎自然而为。老子"自然无为"的思想实质上是遵循自然的行为原则，通过实有似无的行为方式，达到某种和谐、自在的状态。《道德经》中的"无为而无不为"即不妄为，就没有什么事情是做不成的。由此可见，老子并不反对人类的努力，他依然要人去"为"之，只是要"为而不恃"（《道德经》）。凡人为之事，如果合乎自然就是"无为"，反之就是"妄为"。故而，针刺是人为，但用针刺治病是顺应自然的，因此又是无为。针刺没有给机体施加任何外来物，而是靠针刺来提高疼痛的阈值，使机体产生自适应（自愈）反应，调节气血、阴阳、津液、脏腑功能至正常，从而达到防病治病的作用。

"仁者爱人"是儒家孔子的核心思想之一。"仁"的本意是友善，相亲。后来发展为含义广泛的道德范畴，孔子尤其提倡"仁爱""仁政"。孟子发扬了孔子"仁"的思想，他说："恻隐之心，仁之端也"（《孟子·公孙丑上》）。所谓恻隐之心，就是同情心、怜悯心。他认为，用同情之心对待他人，是仁爱和正义之人的最高境界。有了同情心，就能体验到别人的悲痛与忧伤，从而不忍作伤害他人的事情。孟子认为，一个王者有了这种"不忍之心"，就能行"仁术"，就能够称王天下（《孟子·梁惠王上》），而医生肩负解除人的疾病和痛苦，拯救人的性命职责的使命，更应该有这种"不忍之心"，所以古人以"仁术"喻医术。

大医仁爱，医生在给患者针刺时必须感同身受，毕竟针刺会给患者带来一定痛苦，所以医生要做到手法娴熟，尽量减轻患者痛苦，要尽量用细针代替粗针、用短针代替长针，可浅刺的不可深刺，可用轻刺激手法的不用重刺激，并且要利用治未病方法，在疾病之初，疏通经脉，调理气血，防微杜渐，使患者免受药物和砭石之苦。另外，针刺选穴也必当少而精。名医华佗亦有"若针不过一、二处"的说法。这些都是针灸医生对患者的"仁"体现。《灵枢·九针十二原》曰："黄帝问于岐伯曰：余子万民，养百姓，而收其租税。余哀其不给，而属有疾病。余欲勿使被毒药，无用砭石，欲以微针通其经脉，调其血气，营其

逆顺出入之会，令可传于后世，必明为之法"，就借黄帝之口表达了对百姓的关爱、怜悯之情，这也是创立"微针"的初衷。

此外，《黄帝内经》还提出同样的病症，要针对患者体质不同区别对待，如寒痹，治疗大人要"药熨"，治疗布衣就用"火针"。扁鹊之所以名满天下，被世人爱戴，除了高超的医术，还因为他不是专为皇室权贵服务的宫廷御医，而是怀携针具，游走四方，随俗而变，为平民百姓解除病痛的苍生大医。

针刺治病既体现了道家的"自然无为"，也体现了儒家的"仁者爱人"。医者要懂得自然之道，心存"仁爱"，行使生生之术，体悟生命，治愈生命，普济苍生。

第六章　灸法与文化

"灸"由"火""久"二字构成，从火，久声。"久"是灸的本字，像用艾卷为卧床的患者熏灸之形，故"久"的本义即为"灸"。灸法，即艾与灸相结合，以消除病痛的方法。马王堆出土的《足臂十一脉灸经》是我国现存的最早的经脉学专书，也是最早的灸疗学著作。《足臂十一脉灸经》中治病均用灸法，反映了早期灸法重于针法的情况。《灵枢·官能》言："针所不为，灸之所宜""阴阳皆虚，火自当之"，《灵枢·经脉》言："陷下则灸之"，指出了灸法的重要地位。《素问·异法方宜论》中有"北方者，天地所闭藏之域也。其地高陵居，风寒冰冽，其民乐野处而乳食，藏寒生满病，其治宜灸焫。故灸焫者，亦从北方来"，该段描述了北方居民的生活环境、生活习惯与发病特点的密切关系，以火治病的灸法应运而生。灸法在形成和发展过程中同样深受历史背景、文化元素的影响。

第一节　灸法与道家"内阳外阴"思想

道家"内阳外阴"的生命观认为内阳为先天炁，先天炁是人体生命诞生最原始的内核、本体，蕴藏着人体发育的巨大能量和信息，故称"内阳"为生命之体。"炁"字是道家独创的字，最早出现于先秦道家经典《关尹子》，从字形结构来看，"炁"字两横表示天、地，"丿""乚"表示天地之间气流升降对流，"灬"表示火[94]，"炁"具有化生天地万物的特性，也称为元阳、真阳、真炁、元炁、祖炁、先天炁等[95]；而有形的躯体为阴，先天炁是进行各项生命活动的最主要能量来源，直接发挥生命活动的有形躯体居于外，故称"内阳外阴"。

道医都非常重视人体之阳气，道家有"阳主阴从"的思想，《周易·象传》言："大哉乾元，万物资始，乃统天""至哉坤元，万物资生，乃顺承天"。乾属阳，坤属阴，故阳主阴从，理所固然也。深受道家"崇阳"思想的影响，清末名医郑钦安创立了"火神派"，又称"扶阳派"，因重视姜桂附等辛热药物而闻名。坎卦卦象为内部有一根阳爻、外部有两根阴爻，是典型的"内阳外阴"结构。内阳是一团真气、外阴是血肉躯体；外阴血肉躯

---

[94] 颜文强，杨娜. 道教内丹"先天炁"与"后天气"内涵异同考辨[J]. 老子学刊，2018，（2）：93-103.
[95] 霍克功. 道教内丹学[M]. 北京：宗教文化出版社，2015：128.

体全靠内阳一团真气来推动，这就表明人体是"内阳外阴"结构。

宋代大医窦材在道家"内阳外阴""阳主阴从"思想的影响之下，尤其重视"阳气为本"，且尤其重视艾灸补阳的方法，其撰写的《扁鹊心书》是一本主要介绍灸法的专著，书中记载："保命之法，灼艾第一，丹药第二，附子第三。""医之治病用灸，如做饭需薪，今人不能治大病，良由不知针艾故也。世有百余种大病，不用灸艾、丹药，如何救得性命，劫得病回？如伤寒、疽疮、劳瘵、中风、肿胀、泄泻、久痢、喉痹、小儿急慢惊风、痘疹黑陷等证。若灸迟，真气已脱，虽灸亦无用矣；若能早灸，自然阳气不绝，性命坚牢。又世俗用灸，不过三五十壮，殊不知去小疾则愈，驻命根则难。故《铜人针灸图经》云：凡大病宜灸脐下五百壮。补接真气，即此法也。若去风邪四肢小疾，不过三、五、七壮而已。仲景毁灸法云：火气虽微，内攻有力，焦骨伤筋，血难复也。余观亘古迄今，何尝有灸伤筋骨而死者！彼盖不知灸法之妙故尔……孙思邈早年亦毁灸法，逮晚年方信，乃曰：火灸，大有奇功。"可见，窦材对灸法的重视程度。

《扁鹊心书》中还记载了一个"江洋大盗艾灸关元得长寿"的故事："绍兴间刘武军中步卒王超者，本太原人，后入重湖为盗，曾遇异人，授以黄白住世之法，年至九十，精彩腴润。辛卯年间，岳阳民家，多受其害……后被擒，临刑，监官问曰：汝有异术，信乎？曰：无也，唯火力耳。每夏秋之交，即灼关元千炷，久久不畏寒暑，累日不饥。至今脐下一块，如火之暖。岂不闻土成砖，木成炭，千年不朽，皆火之力也。死后，刑官令剖其腹之暖处，得一块非肉非骨，凝然如石，即艾火之效耳。"该故事尽管带有一定的传奇色彩，但体现了艾灸具有养生保健、延年益寿的功效。

第二节　灸法中的"天人相应思想"

我国现存最早的中医学典籍《黄帝内经》中记载了灸疗的起源、处方、适应证、禁忌证。《名医别录》云："味苦，微温，无毒。主灸百病，可作煎，止下痢，吐血，下部䘌疮，妇人漏血，利阴气，生肌肉，辟风寒，使人有子……《别录》云，艾，生寒熟热。主下血，衄血、脓血痢，水煮及丸散任用。"《神灸经纶》言："夫灸取于人，以火性热而至速，体柔而刚用，能消阴翳，走而不守，善入脏腑，取艾之辛香做炷，能通十二经，走三阴，理气血，治百病，效如反掌。"艾灸疗法通过灸（熏）体表的腧穴和特定部位，以温通、温补、温热的方式作用于经络腧穴，通经活络，气血双调，既能治疗疾病，又能未病先防，适用范围较为广泛。《灵枢·官能》言："针所不为，灸之所宜。"《医学入门》言："凡病，药之不到，针之不及，必须灸之。"这些记载均说明某些针刺所不能治疗的疾病，艾灸疗法却有特殊的治疗优势。

一、"天人地三才"灸法

中医"天人合一"思想是中国传统文化的特色和核心观念。"天人地三才"灸法这一治法的确立，有众多文献依据。《周易》记载："有天道焉，有地道焉，有人道焉。兼三才而两之，故六。六者非它也，三材之道也。""三才"的概念在春秋时期已经正式产生。

三才，即天、人、地。结合中医学"精气神学说"可以认为"三才者，精气神也"，气来源于天，精来源于地，精气合之乃为神，神指人体的生命活动。"天人地三才"灸法选取位于人体上中下的百会、神阙、涌泉三穴施以灸法，以调和阴阳、调畅气血。

百会，位于巅顶正中，即人头顶最高处，其在上故而应天主气。《会元针灸学》言："百会者，五脏六腑奇经三阳百脉之所会，故名百会。"本穴属督脉，督脉为"阳脉之海"，其络脉环绕于心、脑。心藏神，为五脏六腑之大主，五脏养五神，脑为元神之府。百会与人的神志活动密切相关，具有醒脑开窍、安神定志、振奋阳气等作用。《针灸歌》载："心神怔忡多健忘，顶心百会保安康"。

神阙，即脐，位于人体的中央，其在中故而应人主神。脐，意指齐平也，与命门前后齐平，是肾间动气发出之处。脐以上为阳、以下为阴，脐位于阴阳两者中间。任脉是"阴脉之海"，督脉是"阳脉之海"，冲脉是"十二经脉之海"，带脉环腰一周、联通约束纵向循行经脉。神阙通过任脉与督脉、冲脉及带脉气血相通，是五脏六腑之根、气血化生的源头。艾灸神阙可以畅调十二经脉、奇经八脉之阴阳气血，维持营卫之气运行有常。

涌泉，位于足底，是处于人体最低位置的穴位，也是肾经经气生发之处，其在下故而应地主精。涌，涌出也，泉，泉水也。肾经经气犹如涌泉之水，始于足下，灌溉五脏六腑、各组织系统，滋养全身。本穴可引气血下行，具有醒神开窍、滋阴益肾、疏肝调气、宁心安神之功效。《针灸资生经》言："《千金》于诸穴皆分主之，独于膏肓、三里、涌泉穴特云治杂病。是三穴者，无所不治也。"艾灸涌泉可以激发肾经之气血即先天之元气，使脏腑气血阴阳协调平衡。

二、节气灸

"节气灸"是指在特定的时令节气进行艾灸以温壮元阳，激发经络之气，起到治病防病之功效。时令是指季节和时序的变化，时序以十五日为一节，一年有二十四个节气。时令节气是"节气灸"介入的时机关键。因此，"节气灸"也体现了中医"天人相应"理论的精髓。

《素问·六节藏象论》言："天食人以五气，地食人以五味。"《素问·宝命全形论》言："人以天地之气生，四时之法成。"《素问·金匮真言论》言："五脏应四时，各有收受乎。"《素问·六节藏象论》曰："五日谓之候，三候谓之气，六气谓之时，四时谓之岁。"自然界随着天地阴阳之气的升降变化而出现季节和时序的变化。《素问·六微旨大论》言："气之升降，天地之更用也。"《注解伤寒论》："春气温和，夏气暑热，秋气清凉，冬气冷冽。"因此，春夏阳气多而阴气少，秋冬阴气盛而阳气衰。《素问·阴阳应象大论》言："天不足西北，故西北方阴也，而人右耳目不如左明也；地不满东南，故东南方阳也，而人左手足不如右强也。"人与自然相应，其中包括自然对人类的影响。《素问·离合真邪论》言："天地温和，则经水安静；天寒地冻，则经水凝泣；天暑地热，则经水沸溢；卒风暴起，则经水波涌而陇起"，都是自然界的四时阴阳之气对机体经脉气血运行所产生的影响。

四时阴阳之气变动剧烈之际，是年老、体弱、虚衰的人群诱发宿疾或促生新病的敏感时期。《素问·四气调神大论》言："夫四时阴阳者，万物之根本，所以圣人春夏养阳，秋冬养阴，以从其根"，是最早衍生"冬病夏治，夏病冬治"防治思路的记载。正如《神农本草经疏》所载："春温夏热，元气外泄，阴精不足，药宜养阴；秋凉冬寒，阳气潜藏，勿轻开通，药宜养阳。""节气灸"不仅从人体的整体角度综合考虑正邪关系，还强调人与环境的联系，特别注重自然界中特殊变化时机对机体的影响。

在三伏天进行艾灸正是体现了中医的"因时制宜"这一治则。三伏天为一年中最热的时候，阳虚者尽管四季均不足，但受三伏天自然界阳气旺盛的影响，人体阳气也处于一年中最旺盛之时，虚阳有欲动而趋于好转之势，乘其势而治之，体内凝寒之气也更易消除。利用三伏天发热气候，在人体的特定穴位上进行灸疗，此时正值人体阳气旺盛之时，自然界阳气亦最旺，当肌肤完全开泄，经络腧穴更为敏感，人体之阳气得天阳之助，达到温阳利气，驱散内伏寒邪的效果，肺气升降正常，脾肾之气得以温补。伏日必是庚日，庚日属金与肺相应，肺朝百脉输精于皮毛，主一身之气而应自然，如灸关元可强壮元阳，主虚劳百损，壮一身之气。关元又名丹田，属任脉，为一身元气之所在，又为肝、脾、肾三阴经与任脉的交会穴，冲脉、督脉、任脉均出于胞中，又称"一源三歧"，具有培肾固本，调气回阳之功。

"伏"——"阴气藏伏"，指阴气受阳气所迫藏到地下之意。《史记正义》言："伏者，隐伏避盛夏也。"《汉书·郊祀志》言："伏者，谓阴气将起，迫于残阳而未得升，故为藏伏，因名伏日也……立秋之后，以金代火，金畏于火，故至庚日必伏。庚，金也。"根据我国的传统古历法，三伏是指初伏、中伏、末伏。三伏的日期是按节气和干支的日期相配而定。"节气"是以地球绕太阳旋转时，太阳在360°的黄道上所处的位置来界定，属于农历中的太阳历。"干支纪法"，是年、月、日、时各以十天干甲、乙、丙、丁、戊、己、庚、辛、壬、癸，十二地支子、丑、寅、卯、辰、巳、午、未、申、酉、戌、亥表述，共同组合排列而成。"夏至三庚便数伏"，即夏至以后第三个庚日为初伏（头伏），第四个庚日为中伏（二伏），立秋以后第一个庚日为末伏（三伏）。每一伏有十天，但每年入伏的时间并不固定。中国传统天文学认为，自然界由热到凉，是靠秋天金气的收敛之力。三伏天出现在夏至后，历经了小暑、大暑及立秋后的一段"秋老虎"，这段时间正是一年中最炽热、最潮湿的季节，但也是自然界中阳消阴长的开端，是开始补阳的好时节。

第三节 灸疗中的治神与守神

一、医者之神

《素问·宝命全形论》记载："凡刺之真，必先治神。"古人把"治神"作为针刺治疗的真髓，"治神"对于施灸也是同样重要。《灵枢·九针十二原》中对医者的要求："粗守形，上守神。"《灵枢·官能》曰："用针之要，无忘其神……徐而安静，手巧而心审谛者，可使行针艾。"《备急千金要方·大医精诚》言："凡大医治病，必当安神定志。"医者上工要以自身之神，调摄患者之神，两者合一，引导患者精神专一，注意施灸部位，细心体会灸疗的感受，有助于疗效的提升。

二、患者之神

《金针梅花诗抄》中描述:"病者之精神治,则思虑蠲,气血充,使之信针不疑,信医不惑,则取效必宏,事半而功可倍也。"《素问·汤液醪醴论》言:"病为本,工为标,标本不得,邪气不服。"《素问·举痛论》言:"惊则心无所依,神无所归,虑无所定,故气乱矣。"患者精神状态是否平稳、对医者的信任程度往往会影响疗效。施灸过程中患者身心的松弛,可使机体处于最自然的状态,能最大限度地激发经络感传效应和自我内环境调整之力。

同时,施灸时应选择安静舒适的环境,更有助于医者和患者的精神内守,医者专一其神、意守神气,患者神情安定、意守感传,方能促使气至病所,提高疗效。

第七章 现代科技文化影响下的针灸理论体系变革

早在新石器时代,中华民族的祖先就已利用锋利的砭石作为针具的雏形,进行简单的医疗实践,这是针灸学的萌芽阶段。在唐代针灸学正式步入系统化与专业化的道路,当时的太医署开始开设针灸专业,成为后世针灸学规范化教育的基石。进入宋金元时期,针灸学更是进一步壮大,医疗机构与教学体系日益完善,为针灸学术的发展注入了新的活力。明代堪称针灸学术的巅峰时代,这一时期不仅积累了丰富的针刺手法经验,还见证了多种针灸理论著作的问世,极大地推动了针灸学的深入探索与实践[96]。然而在鸦片战争后,西方医学理论的传入,尤其是两次"西学东渐"风潮,为中医针灸学带来了前所未有的挑战[97],打破了中医学的固有思维模式。受西方解剖、实证等思维的影响,中医针灸学开始尝试从解剖形态、生理现象中寻找经络的实质,试图找到与西方医学相对应的实体结构。以经解经、传统思辨的中医理论解说模式也受到冲击,人们开始从解剖形态、生理现象中寻求经络的实质。可见,针灸学在不同历史文化背景影响下,其理论体系也会相应发生变革。

现代科技文化的飞速发展同样影响着针灸学的发展,交叉学科的融入为针灸学的发展带来了新的挑战和机遇。学者们利用神经解剖学、筋膜学、电化学等学科知识和先进的技术手段不断探索经络腧穴的本质,阐发针灸作用的机理。多学科的融入也对针灸临床诊疗提供了新的思路,在传统针灸方法的基础上新的针法层出不穷,灸法及其他疗法也得到了快速发展。先进的科学技术催生了新型针灸器具,使得针灸治疗的手段更加多样化,很大程度提升了临床诊疗的效率。针灸的海外传播和全球普及应用,对针灸学的标准化发展和针灸教育的国际化发展发挥积极的推动作用。

第一节 现代医学对针灸学的影响

随着我们对自然和人体的认识与理解不断深入,现代医学对针灸学提出了重大挑战,

---

[96] 喻艳艳,许军峰. 浅谈现代医学对针灸学的影响[J]. 内蒙古中医药,2018,37(8):100-101.
[97] 李素云. 近代针灸理论演变中的西医影响研究[J]. 辽宁中医杂志,2010,37(6):1019-1021.

同时也带来了新的机遇。只有通过开放和创新，针灸才能不断吸收新知识并持续发展。在这个过程中，学者们在针灸的现代研究方面取得了显著进展，如对经络穴位实质和针灸作用机制的探索。

一、赋予针灸理论新的内涵

1. 推动寻找经络腧穴实质的研究

针灸学的理论体系以经络腧穴系统为核心，这一观念源自古人对人体生命与自然现象的深入观察及由此产生的古代哲学思想。然而，随着现代科学技术的发展，人们习惯于从物质的角度去理解针灸学，探究经络腧穴实质，并由此开展了一系列研究。根据国内外研究现有结果，经络的实质可能与神经、体液、能量和肌筋膜相关。

根据作用机制的不同，神经论大致可分为神经中枢扩散说、自主神经反射联动说、经络的中枢-外周说[98]。其中，神经中枢扩散说认为，如果截肢者出现幻肢感觉，说明中枢神经系统与躯体之间可能存在一种镜像关系。这意味着当外周的肢体被离断后，其在中枢的镜像并不会立即消失，而是依然存在。这种理论还进一步推断，针刺产生的针感在传入中枢后，可能沿着某种路径定向传递，从而形成了我们所说的循经感传现象[99-101]。然而，神经学说对经络现象的解释也存在着一些不足，例如，它难以解释感传阻滞现象，以及在循经过程中出现的皮肤病和显痕等经络现象。经络系统中的信息传递机制远比神经系统复杂。因此，我们不能忽视神经传递在经络系统中的重要性，但也需要更深入地研究经络的本质和运行机制，以便更好地解释和应用经络理论。

有学者提出血脉论，认为古人所说的经络就是现代解剖学中的血管，并不存在一套独立的经络系统。随着循经感传现象的发现，这一观点受到质疑，因为血管显然无法形成循经。与此同时，经络与血管或淋巴管的关系被排除在外。在此背景下，国内外的学者们开始转而思考经络与脉管外组织液之间的关系。有学者提出经络脉气是纵横间隙的组织液气，经络气道是纵横间隙的液气通道，经络结构是纵横分布的间隙结构，经络系统是气道相通的调控系统，经络实质是间隙液气的生命物质[99]。

早在20世纪50年代就有学者提出波导管假说。该假说认为，"内气"的本质可能是电磁波，而经络现象或许主要由人体的红外线和微波过程所主导。提倡"用特殊导管来模拟经络，用特殊谐振腔来模拟脏腑"[100]。后又有学者从细胞生物场效应理论、电磁振荡、经络的波粒二象性特征等理论探寻经络实质[101-103]。

现代医学解剖学的蓬勃发展，为古老的经络理论注入了新的活力。近年来，人们开始尝试将肌筋膜理论与经络理论相互融合，探索其中的内在联系。这一创新性的思考，为我

---

[98] 许康. 经络系统与神经系统的联系[N]. 中国中医药报，2007-4-16（5）.

[99] 谢浩然，李芳春，马小顺. 试论经络实质[J]. 针刺研究，2007，32（3）：210-213.

[100] 张秉武. 25年来的经络波导说[J]. 医学物理，1984，1（1）：6-11.

[101] 张怀亮，林彤. 细胞生物场效应论与经络实质探讨[J]. 江苏中医药，2004，36（8）：1-3.

[102] 李定忠，傅松涛，李秀章. 关于经络实质的探讨：关于经络的理论与临床应用研究之三[J]. 中国针灸，2005，25（1）：53-58.

[103] 杜梦玄. 经络实质的模型遐想：关于"波粒"二象性设想[J]. 中医药学报，2010，38（5）：148-150.

们理解经络的本质和功能提供了新的视角。肌筋膜理论最早见于美国 Thomas W. Myers 所著的《解剖列车》中[104]。Thomas 的观点颇具前瞻性，他认为肌肉之间并非孤立存在，而是通过肌筋膜将肌群紧密地联结在一起，形成了复杂而有序的整体结构。有学者认为，肌筋膜与经络系统的经筋循行分布、生理功能、病理变化和临床应用等方面有相似处[105]。通过对人体上肢经脉 MRI 图像的分割和三维重建，也有学者得出结论：全身的筋膜结缔组织可能是经络的解剖基础[106]。

交叉学科的运用在现代针灸学研究的进程中也起着重要作用，自 20 世纪 50 年代开始，科学家们开始运用现代科技手段研究经络[107]。1950 年日本学者中谷义雄用测定仪测得肾病患者的足部皮肤有一系列的低电阻点，这些点的连线与古代经络图上的足少阴肾经基本一致[108]。之后，在其他经脉也观察到类似现象，从而发现一系列"良导络"[109]。1963 年，金凤汉博士声称发现了经络的解剖结构，并以"凤汉管""凤汉小体"命名，尽管此项研究结果未能得到验证，但在重复其工作时组织起的一支研究经络实质的队伍对经络研究影响深远。1971 年，我国经络研究协作小组观察到电刺激患者手阳明大肠经时会产生麻、热、酸、胀混合在一起的感觉，像流水一样从电刺激的商阳穴沿着食指到达口唇上方，证明中医经络感传现象确实存在[107]，这一发现也推动了中国经络研究的发展。对经络和腧穴的声、光、电、热及同位素特性的研究客观论证了经络的存在，激发了国内外学者从不同角度对其进行深入研究，试图解释经络的生物学本质。

随着科技的发展，穴位实质的研究取得了显著进展，为经络的现代研究提供了新思路。学者们通过学习神经解剖学、筋膜学、电化学等学科知识，利用 CT、MRI 等影像技术及现代实验研究方法，发现经络腧穴具有热学、光学、电磁学等特性，对经络和腧穴的声、光、电、热及同位素特性的研究客观论证了经络的存在，并试图解释经络的生物学本质[110]。运用人工智能和 CT、MRI 数据，对人体结缔组织断面图像进行重建和标记，并与中医经络相比较。发现经络的组织学结构为非特异性结缔组织，包括疏松结缔组织和脂肪组织，而穴位是筋膜在受到刺激时能产生较强生物信息物质的部位[111]。

研究结果证实，细胞及其分泌的多种活性物质也在针刺腧穴过程中发挥作用。2010 年美国的 Goldman 团队发表有关腺苷调节针刺镇痛效应的文章，其实验结果表明针刺后首先在穴位局部产生并传递针刺信号，再经过信息整合产生针刺效应，提示穴区启动对于针刺发挥整体效应至关重要[112]。研究发现，肥大细胞在穴位经络上有明显的富集现象。当刺激

---

[104] Myers T W. 解剖列车：徒手与动作治疗的肌筋膜经线[M]. 关玲，周维全，瓮长水，译. 北京：军事医学科学出版社，2015：4-224.

[105] 茹凯，刘天君. "经筋"实质的系统科学研究[J]. 北京中医药大学学报，2010，33（4）：229-233，245.

[106] 王军，吴金鹏，鲁航敏，等. 基于 MRI 图像三维重建人体上肢经络[J]. 中国针灸，2010，30（2）：125-128.

[107] 邹华彬. 针刺经络穴位的物理化学-生物信号理论模式及作用机制研究[J]. 世界中医药，2022，17（4）：543-552.

[108] 欧阳静，程如，张晓甦. 经络实质假说的研究进展[J]. 江苏中医药，2014，46（10）：77-79.

[109] 张涛，杭群. 针灸现代研究与临床[M]. 北京：中国医药科技出版社，1998：8.

[110] 白宇，原林，黄泳，等. 经络的解剖学发现：筋膜学新理论[J]. 世界科学技术（中医药现代化），2010，12（1）：20-24.

[111] 原林，白宇，黄泳，等. 经络的解剖学发现与筋膜学理论[J]. 上海针灸杂志，2011，30（1）：1-5.

[112] Goldman N，Chen M，Fujita T，et al. Adenosine A1 receptors mediate local anti-nociceptive effects of acupuncture[J]. Nature Neuroscience，2010，13（7）：883-888.

这些穴位时，肥大细胞会释放多种生物活性物质、分泌颗粒介质及细胞因子，这些物质在影响体内的多种生物反应过程中起到了关键作用。尤其是肥大细胞释放的细胞因子，它们能够在经络中产生级联反应，进而引发感传效应。这些研究成果不仅为我们深入了解经络的本质和作用提供了新的视角，同时也为针灸疗法的应用提供了科学依据[113]。

2. 开展揭示针灸作用机理的研究

《灵枢·根结》云："用针之要，在于知调阴与阳。调阴与阳，精气乃光，合形与气，使神内藏。"[114]当今社会处于多学科协作时代，科学家们运用细胞生物学、医学免疫学等理论，阐释针灸学疏通经络、调和阴阳、扶正祛邪的作用机制[115]。

很多学者认为针灸治病是通过"神经-内分泌-免疫网络"系统实现的，由于穴位的特异性问题，针灸不同的穴位所通过的调节途径也有不同，有的穴位主要通过"神经系统"发挥调节作用，有的穴位主要通过"神经内分泌系统"发挥调节作用，有的穴位主要通过"神经-内分泌-免疫网络"系统发挥调节作用。研究结果证实，支配穴位的躯体感受神经是针刺信号从外周传入的主要途径，它可以产生良好的针刺镇痛效应，这一过程产生的信号传入中枢后才能对"神经-内分泌-免疫网络"产生调节作用。一旦信号传入脊髓，就会与病灶部位传入的疼痛信号发生相互作用，在丘脑经过加工后可进一步抵达边缘系统。研究表明丘脑、前间脑存在着一条重要通路：丘脑中央中核-大脑皮质-尾核-束旁核疼痛抑制通路，该通路在针刺效应的产生方面具有重要作用[116]。

伴随着现代医学影像技术的快速进步，人们对针灸效应的中枢机制研究走向无创化和可视化。而影像学、代谢组学等先进技术的应用，有助于科学家们构建出一个多维度、全面的同步参数采集平台，以描述针灸治疗过程中人体循环的动态变化。这不仅验证了传统中医理论与现代检测指标之间的联系，而且从整体视角出发，对针灸理论进行了深入分析，更加系统地评估了针灸的作用机制[117]。

3. 催生基于穴位的针灸诊断学的发展

《素问·阴阳应象大论》曰："以我知彼，以表知里，以观过与不及之理，见微得过，用之不殆"[118]。针灸诊断学应在整体观念指导下，诊法合参、辨证论治。随着现代技术的不断发展，新的检查手段与方法层出不穷。各种高科技检查手段为临床诊断提供了更加高效的技术指导，使医生能及时作出准确诊断。经络诊断仪、中医四诊仪等先进仪器使针灸学的诊断技术更加智能化。实验室检查、器械辅助检查、影像学检查等先进检查方法不仅为临床诊断提供了技术支持，使医者能够做出准确诊断，同时也为针灸学的诊断技术的发展提供了机遇。国内研究机构正积极探索智能化诊断的领域，尤其在中医四诊的智能化研

---

[113] 王毅,蒋大宗,刘洪.当前经络实质研究中存在的问题：从针刺麻醉机制的研究来看当前经络实质的研究[J].陕西中医学院学报,2000,23（6）:1-3.

[114] 张斐.腹部艾灸配合针刺治疗虚证型中心性肥胖症的临床研究[D].济南：山东中医药大学,2015.

[115] 陈少宗.现代针灸学理论体系及其生物学基础[C].济南：针药并用及穴位用药研讨会,2014：16-29.

[116] 陈少宗.建立现代针灸学理论指导下的针灸治疗体系[J].针灸临床杂志,2008,24（10）:1-4,58.

[117] 周冰原,朱才丰,吴安琪,等.医工转化背景下针灸发展新思路[J].针刺研究,2024,49（8）:885-892.

[118] 喻艳艳,许军峰.浅谈现代医学对针灸学的影响[J].内蒙古中医药,2018,37（8）:100-101.

究方面不断深化，新型诊疗设备逐步应用于临床实践。这些新型设备包括四诊合参辅助诊疗仪、经络检测类仪器和穴位检测类仪器，它们为经络穴位诊断的客观化、标准化提供了重要支持，对临床治疗也具有一定的指导意义。总的来说，现代的针灸诊断技术正在走向更加科学化和智能化的方向。科技的发展不仅提升了针灸诊断的准确性和可靠性，同时也为中医临床实践带来了更多的可能性。新型诊疗设备的应用将进一步推进中医针灸诊断技术的发展，为患者提供更好的医疗服务。

二、优化临床取穴原则

传统针灸学选穴原则主要为近部取穴、远部取穴及辨证对症取穴，而在现代中西医结合的背景下针灸学衍生出多种灵活的取穴方法[119]，如按解剖部位取穴、按神经节段取穴、全息取穴等。

1. 按解剖部位取穴

按解剖部位取穴是通过分析病变部位的解剖结构，进而直接精准定位病变部位。而传统的中医学定位取穴法，受患者体位差异影响，存在取穴位置模糊，精确度欠佳的缺点，经常会出现治疗效果不稳定、不明显的情况。按解剖部位取穴与传统中医学骨度分寸等定位取穴相比，方法简单且具有更准确、可重复等特点，是中医针灸学与西医解剖学融会贯通所产生的现代针灸取穴法，在临床应用广泛，并取得较好疗效。

2. 按神经节段取穴

科学家们发现了经穴排列的神经分布规律：神经网络密布的地方，经络穴位也密集分布，经络穴位的排列似乎呈现出一种"趋神经"的现象。同一经络上不同神经节段的穴位，其主治功效也不同，这就是所谓的"同经异治"。相反，如果是不同经络但位于同一神经节段上的穴位，则其主治病症大体相同，表现出"异经同治"的效应。因此，各部位穴位的主治病症都会呈现"神经节段"的特点。经过对躯干、头面部和四肢经穴主治病症规律的分析，发现全身各经穴主治病症的"神经节段"特征突出。以神经节段为中心，经穴具有对脏腑功能的调整作用，对同一或邻近神经节段的脏腑病变有较好的调整效果。由此可见，研究穴位的"神经节段"分布可以帮助我们更高效地调节阴阳平衡，防治疾病。这种依据神经节段与脏腑功能之间关系的理解而做出的针灸调整，有助于提升针灸治疗的精准度和效果。深入研究和理解神经节段在经络穴位中的作用，可为针灸治疗提供更科学、更精准的方法。

3. 全息取穴

全息疗法将人体视作一个统一整体，根据不同病变部位进行针灸治疗。此方法是在20世纪70年代张颖清教授创立全息生物学的基础上发展而来的，结合了传统针灸和现代生物全息技术。全息取穴法将人体看成一个统一的整体，根据病变部位的不同辨证选穴，是将传统针刺取穴法与现代生物全息针刺治疗结合起来进行总结与融合所创立的一种新颖独特

---

[119] 李众，许军峰，张鹏. 现代医学对针灸取穴的影响与临床应用[J]. 中国现代医生，2017，55（32）：161-164.

的取穴方法，如耳穴、头皮针、手掌、足部全息反射区治疗法等[118]。

三、推动刺灸技术革新

科技的发展和多学科的融入使得传统刺灸方法衍生出一些新的技术革新，很大程度提升了临床诊疗的效果。如罐法、刮痧法、穴位敷贴法和穴位埋线法等其他针灸疗法也得到了长足发展。

1. 刺法

针刺方法的运用是针灸治疗中至关重要的一部分。随着现代科学技术的发展，针刺方法也在不断革新。电针、火针、水针等新型针刺方法的出现，以及梅花针的改良，无一不展示了针灸行业的发展与进步。学者们融合了运动学、神经解剖学等多学科的知识，对传统的刺法进行了改进。随着微针、浮针、松筋针、激光针等创新针刺方法的涌现，针刺的治疗手段变得更为精确和高效。值得一提的是，融合了无菌概念与麻醉技术的针刀医学，开启了针灸治疗的全新时代。

2. 灸法

灸法是针灸治疗中不可或缺的疗法。随着时代的发展，灸法技术也在不断演变，主要包括直接灸和间接灸。传统的瘢痕灸、天灸、灯火灸等因其留下瘢痕的特点逐渐减少应用。取而代之的是与现代技术工艺相结合的细灸、无烟灸、电针温灸等新形式，使得灸法在经济性、安全性和实用性方面都得到了不断提升。经过技术工艺的不断改进，灸法已经成为一种无创、安全、绿色的疗法。当传统的艾灸方法与现代科技相结合，电热隔药灸、激光灸等新型艾灸仪器应运而生。新的艾灸仪器使灸法的治疗部位更加精确，使灸法更加安全环保，更易操作，也更易被患者接受。

3. 其他疗法

除刺法和灸法外，拔罐、刮痧、穴位贴敷等疗法因具有操作简便、器具经济、疗效迅速、使用安全、无不良反应等优点，已经吸引了越来越多国内外专家和学者的关注和研究。

（1）拔罐疗法：作为一种传统的中医疗法，经过历史上多种不同材质和形式的罐具的演变和改进，如兽角、陶罐、竹罐等。这些传统罐具负压造成的吸附力不强，也不能实现可视化，不利于实时的操作观察和进一步的调整。现代材料科学的发展和制作工艺水平的提高，促进了罐具变革[120]。玻璃罐的罐口小于罐身，更容易吸附，也实现了可视化，为临床操作带来更多空间；但是玻璃罐也有其明显的缺点——易碎，塑料罐具有轻便、结实、不易摔碎的特点，弥补了玻璃罐的不足。为了满足不同的治疗目的，不同材质和功用的罐体相继出现，如塑料挤压罐，以及电拔罐、拔罐治疗仪等现代拔罐治疗器械。临床疗效会受到拔罐工具材质和功能的影响。例如，一种同时具有负压和磁、热等物理刺激作用的多

---

[120] 谢伟杰，张永萍，徐剑，等. 罐疗作为经皮给药物理促渗新技术的研究状况[J]. 世界科学技术-中医药现代化，2015，17（7）：1530-1536.

功能拔罐仪器，利用电动机真空泵抽吸罐内空气，可准确调控罐内负压，且罐底装置有稀土发热材料，通电后可产生一定强度的磁场和温热刺激，可发挥综合性的治疗作用。罐具操作，已由古代的燃火法、煮水法发展为现代的抽气、挤压及电动等；罐具的使用方法，也由单纯的静止留罐发展为走（推）罐法、闪罐法、提罐法、摇罐法及配合电针、红外线的各种现代化理疗设施等[121]。现代的罐具不仅更易使用，更为安全可靠，而且在疗效和操作方法上也更加多样化和灵活，为拔罐疗法的普及和发展打下了坚实的基础。

（2）**刮痧疗法**：古人们在刮痧治疗的时候会选择生活中易得的物品，如铜钱、勺子等。如今，随着医学技术的发展，刮痧工具更加贴近临床需求，种类和材质也发生了翻天覆地的变化。目前，临床刮痧治疗会根据施术部位的不同，选用不同种类的刮痧工具。刮痧板的形状多种多样，如圆形、方形、三角形等。除了形状之外，现代刮痧板的材质也得到了不断地创新和改进。树脂板、硅胶板、磁石板等材质的刮痧板都有各自的特点和优势，可以根据具体情况选择合适的材质，提高刮痧疗法的效果和舒适度。

（3）**穴位贴敷疗法**：该疗法是将药物本身的治疗作用与药物对经穴的刺激相互结合，使两者相互作用和补充，两种疗法作用叠加，使治疗效果更加显著。穴位贴敷疗法作用直接，适应范围广，而且安全高效、无痛无创，在临床上应用范围十分广泛。目前穴位贴敷疗法中应用最广泛的是"三伏贴"，又被称为"天灸"，在三伏天，于穴位上敷以辛温走散、逐痰通经之药物，尤其适用于呼吸系统病证。

（4）**穴位埋线疗法**：医生利用特殊装置将羊肠线、生物蛋白线等埋置在施术部位或腧穴，以此对该部位产生持续刺激达到防治疾病的效果。穴位埋线疗法操作简单易行，无须麻醉，副作用少，患者依从性高，在临床上易于推广[122]。目前，穴位埋线疗法已被广泛运用于内科、外科、妇科、儿科、骨科疾病，以及皮肤、美容等方面的治疗和预防。

四、促进针具革新和针刺消毒普及

针灸防治疾病的疗效既与医者的行医水平相关，还与针灸器具的革新有关。随着现代科技的发展，针具不断进行改革，深刻影响了现代针灸临床治病的方式，这些都对针灸临床疗效起着重要的影响。

《说文解字》言："砭，以石刺病也。"早在远古时期就出现了"砭石"，随着社会生产力的提高，骨针、竹针、陶针相继出现。进入青铜器时代，"九针"逐渐取代"砭石"，《黄帝内经·灵枢》载："九针之宜，各有所为，长短大小，各有所施也，不得其用，病弗能移。""九针"的广泛应用标志着针具的工艺进入成熟时期[123]。但《灸法秘传·凡例》说："古圣用九针，失传久矣。今人偶用者不但不谙针法，亦且不熟《明堂》。""九针"沿袭至今，已有变化。如长针演变成芒针，以锋针为前身而改良的三棱针也应运而生[124]。随着冶炼技术的不断发展，制作针具的材料也在不断更新，相继出现了金、银、铜针，目前最常见的针

---

[121] 陈勇, 陈波, 陈泽林, 等. 拔罐疗法的临床及其生物学机制研究[J]. 世界中医药, 2020, 15（11）: 1643-1650.
[122] 周艳, 马重兵, 刘安国, 等. 穴位埋线临床操作技术的分类与进展[J]. 上海针灸杂志, 2019, 38（8）: 948-952.
[123] 伍秋鹏. 从考古发掘和明清传世实物看九针的形制演变[J]. 成都中医药大学学报, 2016, 39（1）: 120-123, 127.
[124] 王俊平, 李树娟, 杜元灏. 《灵枢经》之九针浅析[J]. 中华针灸电子杂志, 2016, 5（2）: 77-79.

具为不锈钢针。

随着科技发展，现代电刺激疗法与传统针刺疗法结合出现了电针仪。通过调节电流的频率、强度和波幅，电针仪能够刺激穴位，从而增强针刺效果。这种电针仪在临床实践中得到了广泛应用。声学在针灸学中的应用体现在超声针灸，其运用振动频率大于20kHz的声波进行侵入式超声针灸和非侵入式超声针灸[125]。侵入式超声波针灸是将针灸针刺入穴位，然后以水为介质将超声波引入穴位。而非侵入式超声波针灸则是利用超声波穿透皮肤并利用在皮下积聚的能量来刺激穴位，从而产生相应的超声生物效应。超声波相较于激光和电脉冲，具有更强的皮肤穿透能力。它能够将高度聚焦且能量集中的超声波束精确地应用于穴位，通过神经反射及神经-体液-内分泌网络的作用，调节人体机能从而治疗疾病[126]。

随着更多智能技术的应用，针具的设计变得更为丰富和多样。例如，具有绝缘针体的针能够提高对穴位深层组织（神经节、神经干）的精准刺激，可将电能传递到人体组织深部，从而对目标神经节形成有效刺激，诱发目标神经效应器反射，从而进一步提升疗效[121]。此外，科学家们还研制开发了更为复杂的智能针灸设备，这些设备不仅局限于针具，更是一个具有更加先进、更多综合功能的智能机器人，这也为未来针灸治疗带来了多样化的可能性。现代针灸针具的改革要积极探寻与工学技术的合作，将电、声、光、磁等技术嵌入到针具研制当中，并使仪器在参数、功能上更多更好地量化针刺操作手法，最终使针具向着客观化、智能化、标准化的方向发展[121]。

近年来，随着我国现代医学教育和公共卫生安全意识的提高，针刺消毒已成为基本操作规范和技术，对医疗环境改善起到了积极作用。2009年2月6日，我国发布国家标准《针灸技术操作规范 第20部分：毫针基本刺法》（GB/T 21709.20—2009）[127]，明确规定了针具器械、接触物品、术者手指、针刺部位和治疗室的消毒方法，以及一次性针灸针的卫生要求。一些学者认为，针刺消毒可以参照世界卫生组织和美国等国家的观点，但在目前的针灸实践中，特别是针对特定患者或在医疗机构执业时，仍需严格执行我国现有的医疗规范[128]。只有通过规范的消毒操作，才能确保患者和医护人员的安全，避免交叉感染。鉴于这一点，我们应该加强对针刺消毒要求的宣传和培训，提高医护人员和患者的卫生意识，确保每一次针刺操作都符合规范，为医疗服务质量和患者安全提供保障。

第二节　国际化传播对针灸理论体系的影响

一、针灸文化海外传播的历史沿革

中国是一个拥有数千年历史的文明古国。作为中华民族独特的文化遗产，针灸学在传

---

[125] 杨玉华，张迪，萨喆燕，等. 超声针灸的研究进展及其机制的初步探讨[J]. 针刺研究，2012，37（4）：333-337.
[126] 陈颖棋，宓轶群. 针灸和超声波治疗疼痛性疾病的思考[J]. 现代中医药，2021，41（6）：48-52.
[127] 卢文辉，何文菊，赵雪，等. 中国针灸标准研究进展[C]//2011. 中国针灸学会年会论文集（摘要）. 北京：2011中国针灸学会年会，2011：4564-4571.
[128] 田开宇，田韵仪，方智婷，等. 针灸操作前皮肤消毒的必要性探讨[J]. 医学争鸣，2019，10（1）：45-48.

播过程中，已经在全球范围内产生了广泛的影响，不仅在医疗健康领域，更在文化交流等层面体现了其独特的价值。针灸学是中医文化的重要组成部分，其海外传播的历史可以追溯到公元6世纪，针灸学的海外传播也标志着中华文化向世界的传播。

从公元6世纪起至15世纪末，针灸学说主要在邻近国家如朝鲜半岛、日本、越南、印度尼西亚等地流传。在这一时期，针灸的传播路线大致分为东、西、南三路，其中向东至朝鲜半岛和日本，以及向南至越南的传播尤为广泛。

从16世纪开始，人类开启了探索的壮阔篇章——"海洋远航纪"，欧洲等地积极开展了跨越重洋的航海之旅，这标志着地球上各大洲的首次全面连接。东西双方贸易及文明交流的步伐急剧加快，随着装载着东方珍宝的航船抵达欧洲，船上满载的不仅是丝织品、茗茶、陶瓷和香料等货物，更有丰富的东方知识，其中包括中医学的经典论述，尤其是关于针灸的珍贵文献。这是针灸学知识向欧洲传播的起点，一段横跨亚欧大陆的文化传播之旅就此展开。16世纪初至20世纪70年代这近500年的时间里，针灸在欧洲诸国流传；19世纪针灸学跨越重洋，经欧洲传入美国、澳大利亚及俄罗斯等国。这一跨洋传播的过程，不仅为美国等国家带来了针灸这一中医疗法，也促进了东西方文化的交流和相互理解。根据国际针灸联合会的最新研究数据，随着中医针灸在全球范围内的广泛传播，目前世界上有200个左右的国家和地区开始引入并使用针灸进行治疗[129]，其中共有59个国家与地区正式认可了中医针灸的法律地位。值得关注的是，在共建"一带一路"合作伙伴及非洲地区，就有37个（包括中国的港澳台地区）承认了针灸的合法治疗地位。个别国家成功地将针灸治疗与全球医疗主流并列，如韩国、印尼、越南及新加坡，已经将传统中医学与西医同等纳入法律框架。而朝鲜、韩国、蒙古等国亦将本土医学（其中也包含针灸）提升至与西医几乎同等的法律地位[130]。目前，针灸的全球化步伐仍在加速，并且正以多样化的方式持续推进[131]。这一疗法已经成为中国在世界上独具魅力的"文化印记"，并在增强我国国际影响力方面发挥了积极作用。因此，促进针灸在世界范围内的传播具有深远意义。

二、海外传播对针灸学发展的影响

伴随着针灸学国际化的不断发展，中国古代传统文化的瑰宝在世界各地开花结果，为了能够更好地推进针灸国际化的进程，人们也在不断地为传统的针灸学注入新鲜的血液，以适应不同文化背景和医疗环境。

1. 促进针灸临床诊疗的标准化进程

在各个行业的发展过程中，规范化是确保其广泛传播的关键。随着中医针灸在世界范围内的广泛推广，国际上对其需求日益上升。标准化不仅提升了临床操作的精准度、治疗程序的规范性和临床数据的精确性，还确保了治疗的安全性，进而加快了中医针灸科研与

---

[129] 刘保延，邓良月. 世界针灸：国际针灸应用调查与分析[M]. 北京：北京科学技术出版社，2014.

[130] 陈少宗，潘卫星，景向红. 发展现代针灸学的针灸国际化背景与思考：兼论《针灸学》教材的改革问题[J]. 中国针灸，2021，41（3）：237-241.

[131] 杨宇洋，沈志祥，吴中朝，等. 针灸学科"一带一路"发展的战略规划[J]. 中国针灸，2017，37（4）：343-348.

教育领域的进步，并帮助其在世界范围内的传播。为了进一步加速中医针灸国际标准化的步伐，保障该领域的良性发展，我国的针灸学领域已经形成了一系列的标准。包括国家标准二十余项，如《针灸针》（GB 2024—2016）、《针灸学通用术语》（GB/T 30232—2013）等，行业组织标准十余项，如《针灸标准体系表》（T/CAAM 0006—2020）、《胃癌术后针灸治疗指南》（T/GDACM 0115—2022）等。同时参与制定多项世界针灸学会联合会标准和国际标准，为针灸的临床操作、教学、科研等提供了统一的标准和规范，使针灸从业人员在工作中有明确的依据和准则，有助于规范针灸医疗行为，提高针灸医疗质量，保障患者的安全和权益。统一的标准有利于针灸学界在国内和国际上进行更有效的学术交流与合作。不同地区、不同机构的研究人员和临床工作者能够基于共同的标准进行交流，避免因标准不统一而产生误解和障碍，推动针灸学术研究的深入发展。这有助于针灸学在国际上的推广和应用，使世界各国更好地了解和接受针灸这一独特的医学疗法，提高针灸学在国际医学领域的地位，促进中医药文化的国际传播，增强我国文化软实力。

2. 推动现代化针灸学教育体系完善

培养具有优秀技能的针灸专业人才是推动中医针灸向全球传播的关键，因此，提供高质量的针灸教学显得尤为关键。在推进跨国中医针灸教育的过程中，人才培养模式、教师队伍建设和教材选择等方面都要考虑学习者在理解能力、认知能力和对针灸接受程度上的差异，必须关注不同国度的文化特点，以免造成误解和矛盾。在亚洲，针灸作为一种传统的疗法被广泛接纳和使用，其教学普及率亦相对较高。诸如日本、韩国等国，设立了传授中医针灸知识的学院，以及开设了短期培训课程[132]。近年来欧美的针灸教育培训因其成熟立法受到广泛认可，多所大学提供针灸学课程和学位，这些学校的针灸课程一般都会包括中医基本理论、针灸操作技能、人体解剖学及生理学等内容。

在针灸国际化的过程中，随着传统中医理论和西方医学的不断碰撞和交融，培养针灸人才的知识结构方面也需要不断进行调整。教材改革持续深化，致力于提升教材品质，精心打磨高质量教材，这充分展现了中医药教材在传承与创新、经典与现代、实践与理论相融合的独特魅力。新中国成立以来，针灸教学大纲的架构始终根植于《黄帝内经》所提出的"经络理论"，这一理论体系涵盖了针灸学说的根本理念，如十二正经、奇经八脉、标本根结等核心要素。近年来随着现代针灸学的发展，针灸学教材中逐步加入了现代化研究的成果。以最新修订的《经络腧穴学》第九版为例，该书在"经络的现代研究"篇章中，对循经感传现象、经络腧穴本质等内容进行了科学性的探讨，为传统经络理论提供了现代科学的视角。

3. 回归中医针灸的文化内涵

在对外传播过程中，中医针灸与异域文化碰撞、融合，形成不同于本土的理论及技术特点，构成多元化的国际针灸体系。中医针灸文化在海外传播发展中，既有传承、根植传统的一面，又有与时俱进、创新的一面，逐渐形成传统针灸学派与现代针灸学派共生并存

---

[132] 张恬恬，王晶晶. 大健康时代背景下中医药文化国际交流的机遇、挑战和对策[J]. 现代经济信息. 2017，（20）：350-352.

的格局[133]。

针灸学派可以分为传统派和现代派两种，传统派主要基于中医理论体系进行诊断和治疗，涵盖阴阳五行、脏腑、经络腧穴等基本理论。在诊疗过程中，传统派坚持沿用中医传统的望、闻、问、切四诊方法，兼顾患者整体状况和局部症状进行诊疗。而现代派则深受现代医学的影响，诊断过程中以现代解剖学为依据，主要调节肌肉、关节等方面的疾病。诊疗过程相对简单，通过触诊按压患者身体组织，结合影像学检测手段找到病灶点，然后在疼痛处施以针刺或按摩等疗法。其中，干针疗法是一种特殊的针刺方法，通过刺激痛点治疗肌筋膜痛，得到了广泛应用。干针疗法源自中国传统针灸，在西方得到了本土化的发展。早期西方医生常用肌内注射止痛药或麻醉药治疗疼痛，后来研究表明，即使只是针头刺入肌肉而不注射药物，也能达到止痛的效果。因此，干针成为一种有效治疗疼痛的方法，是中国针刺的西方本土化形态，在国际上得到广泛认可和应用。传统针灸学派强调整体调理和局部治疗的结合，侧重于中医经典理论的应用；而现代针灸学派更注重科学检测和西医解剖生理学的支持，致力于治疗运动系统疾病。

随着针灸的全球传播，传统的针灸学理论也遭遇了一系列的考验与挑战。例如在美国目前已有近30万人的针灸从业队伍，而在这庞大的数十万从业者大军之中，坚持传统针灸疗法的医生仅寥寥数万，大致相当于研究与应用所谓"西方针灸"（以"干针"技法为核心）的同行数量的 1/6[134]。专业领域的繁荣离不开更多从业人员的加入，相反，若从业者数量减少，则预示着该领域的衰退。拥有"十万之众"的"干针"疗法从业者，与仅有"万人"的传统针灸医生相比，形成了明显的数量优势。激烈的市场竞争必将对两大体系的潜在发展造成影响，并最终导致"西医式针灸"与"传统中医针灸"在国际化程度、国际话语权上的针锋相对。欧美地区市场经济高度成熟，针灸治疗领域内"干针"疗法的从业者数量激增，这一现象无疑是市场竞争的产物。此外，这一增长态势与针灸理念、临床实践及教育模式的本地化有着紧密的联系。针灸学本土化的进程，似乎预示着该领域正悄然积累着一场潜在的变革。现代针灸学派的受众更广、市场更兴旺、影响力更大，导致海外针灸逐渐呈现"重术轻道"的发展趋势，重视针疗技术、针具及方法的临床应用，轻视、排斥或抛弃理论指导，在针灸治疗的过程中"去经络化"，只注重刺激部位，而不在乎它是否在经络上或是否是腧穴，不以经络学说解释针灸的机制，甚至否认经络的存在与作用，认为只要根据现代解剖学和生理学知识识别刺激位置实施针刺治疗即可奏效[135]。

中医针灸不仅仅是一种治疗疾病的自然科学知识和医疗技术，更是一个融合了人文、历史、社会等多学科知识的体系。针灸学理论体系的产生发展过程深受古代哲学思维影响，中医针灸以整体观、平衡观为主导思想，注重经络和腧穴，以辨证施治为特点。中医强调整体观念和辨证施治，而西方医学更注重解剖学、生理学和病理学等基础科学知识。这种思维模式和价值观的差异限制了西方人对传统针灸理论的理解和接受程度[136]。因此，需要加强中西医文化的交流和理解，才能更好地传承和发展中医针灸这一宝贵的文化遗产。

---

[133] 张益嘉. 中医针灸文化的海外传播[J]. 文化遗产，2024，（3）：24-30.
[134] 樊蓥，徐俊，何红健，等. 探秘"干针"之争拒绝"废医存针"[N]. 中国中医药报，2015-12-30.
[135] 杜元灏. 从针灸疗法临床思维的多态性看针灸理论的多样性与重构[J]. 中国针灸，2018，38（7）：773-777.
[136] 中国科学技术协会，中国针灸学会. 中国针灸学学科史[M]. 北京：中国科学技术出版社，2021：338.

"重术轻道"虽然一定程度上推动了海外针灸学的传播，但这种现象对针灸学发展的危害性更大，不利于几千年的针灸传统理论和中医临床经验的传承和发扬。针灸医生在临床治疗的过程中需要牢记，"术"为工具，而"道"才是基础，没有了"道"的传承，现代针灸疗法的创新将失去根基，成为无源之水、无本之木，仅局限于对某些肌肉筋膜疼痛病症的治疗，难以发挥整体观下的治疗作用[137]。针灸作为中医药文化的一部分，是构成我国文化软实力的一大要素。在针灸学的国际推广过程中，若忽视了其文化底蕴，缺乏文化这一桥梁，中医药的全球推广便会遭遇重重阻碍。鉴于此，在全球推广中医针灸的过程中，我们必须强化对针灸文化的认同感与自信心，注重挖掘并传承中医针灸的深厚文化内涵。

针灸被列入世界非物质文化遗产，不仅加深了我国人民对中国传统文化的自豪，也进一步坚定了国人对中医针灸的尊重与信任。这份来自世界各国的肯定，不仅激励着中医从业者和研究者们以更加坚定的步伐向世界展现中医针灸的无穷魅力，也能够让世界更全面地了解中医针灸，进一步推动中医针灸文化的传承和发展[138]。针灸学的产生发展根植于中国传统文化，蕴含着我国传统哲学思想的精髓，在针灸学的学习过程中，深入领会中医的根源及其文化内涵至关重要。唯有如此，方能领会针灸学的精髓与宗旨。

---

[137] 金观源. 寻回迷失的经络，发展现代针灸医学（一）：反思针灸的"去经络化"现象[J]. 中医药导报，2016，22（20）：1-4.

[138] 曾旭睿. 浅论中医文化[J]. 才智，2023（1）：168-170.